DE LA

NATURE HYSTÉRIQUE

DE LA TÉTANIE ESSENTIELLE

PAR

Rafael ZALDIVAR

Docteur en médecine de la Faculté de Paris
Ancien externe des Hôpitaux

PARIS
G. STEINHEIL, ÉDITEUR
2, RUE CASIMIR-DELAVIGNE, 2

1888

DE LA

NATURE HYSTÉRIQUE DE LA TÉTANIE ESSENTIELLE

IMPRIMERIE LEMALE ET Cie, HAVRE

DE LA

NATURE HYSTÉRIQUE

DE LA TÉTANIE ESSENTIELLE

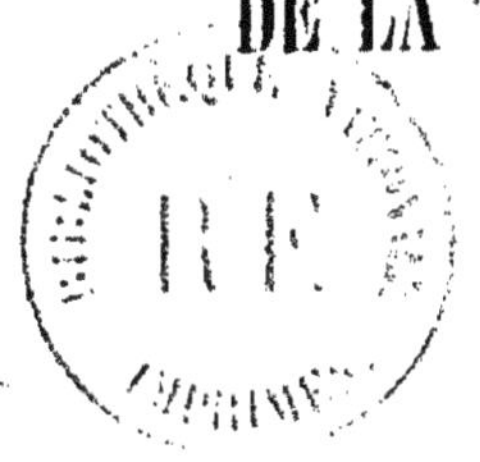

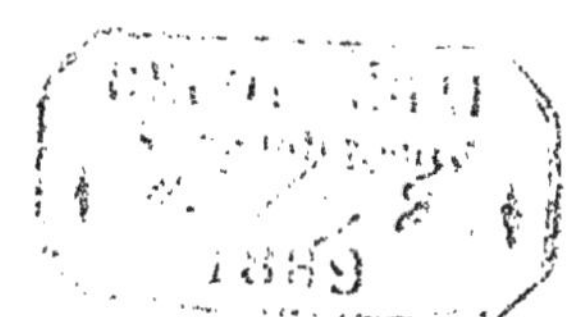

PAR

Rafael ZALDIVAR

Docteur en médecine de la Faculté de Paris
Ancien externe des Hôpitaux

PARIS

G. STEINHEIL, ÉDITEUR

2, RUE CASIMIR-DELAVIGNE, 2

1888

DE LA

NATURE HYSTÉRIQUE DE LA TÉTANIE ESSENTIELLE

INTRODUCTION

Le sujet que nous avons choisi pour notre travail inaugural ne laisse pas que d'être très difficile. Il n'est pas toujours aisé de rompre en visière aux traditions surannées.

Les connaissances classées sont les plus tenaces, et rien de plus pénible que de soutenir une idée qui en apparence va à l'encontre de tout.

Qu'il nous soit cependant permis de rappeler ici les travaux lumineux du Prof. Charcot sur les accidents hystériques de nombre de maladies disparates, telles que les intoxications professionnelles, les maladies infectieuses, les paralysies traumatiques. Cependant lorsque Charcot se mit à démolir l'édifice si péniblement échafaudé de l'encéphalopathie saturnine ce fut une opposition générale.

Depuis, cette idée a fait son chemin, les observations s'accumulent et dernièrement encore Letulle démontrait que le tremblement mercuriel est un tremblement hystérique.

Quant à nous, persuadé que la nature protéique de l'hystérie ne saurait se contenter des seules manifestations connues actuellement, nous fûmes conduit à penser que la contracture essentielle des extrémités en est peut-être une. Le hasard, qui se charge de tout, nous fournit l'occasion d'observer un cas dont le sujet constitue notre première observation. Là, plus de doute. La tétanie est nettement hystérique.

Les recherches bibliographiques nous donnant un grand nombre d'arguments nous nous décidâmes à faire de la tétanie hystérique, le sujet de notre thèse.

Notre travail est divisé en cinq chapitres. Dans le premier nous traçons longuement l'historique de la question ; et nous constatâmes avec surprise comment des grands cliniciens, de la valeur de Trousseau, purent se méprendre sur la nature d'une affection comme celle qui nous occupe.

Le second chapitre est une démonstration clinique de notre conception. La défense théorique se trouve dans le chapitre III.

Enfin le chapitre IV traite de l'étiologie de la contracture essentielle des extrémités, et là encore nous pûmes trouver des arguments quelquefois péremptoires en faveur de la nature hystérique de la tétanie.

Arrivé à la fin de nos études médicales qu'il nous soit

permis de remercier ici nos maitres auxquels nous devons notre éducation scientifique.

Que M. le Prof. Dieulafoy, un de nos plus chers maîtres des hôpitaux, reçoive nos hommages les plus respectueux et les plus reconnaissants pour la bienveillance et la sollicitude qu'il n'a jamais cessé de nous montrer.

CHAPITRE PREMIER

HISTORIQUE

En 1831, DANCE *soupçonne la nature hystérique de la tétanie.* — *Opinion de* TROUSSEAU. — *Épidémie de Gentilly observée par* JULES SIMON (1876). — *Deux leçons de* RAYMOND (1881 *et* 1888). — *Observation de* LETULLE (1887).

Ce n'est que depuis le mémoire de Dance (1831) que la tétanie, peu observée et encore moins connue, prit définitivement place parmi les autres entités morbides : mais le nom que cet auteur lui donna, tout en esquissant larges traits son tableau symptomatique, pèche par un point capital se rapportant à la nature de l'affection qui nous occupe. Le nom de tétanos intermittent est trop compréhensif. Il préjuge en tout la nature de cet état morbide pour lequel Dance, chose étonnante, avait trouvé un rapprochement d'une exactitude irréprochable. En décrivant les attaques de la jeune femme, qui forme le sujet de la première observation, l'éminent clinicien n'hésite pas à comparer le serrement de gorge qui accompagnait les attaques de sa malade, dans les derniers temps surtout, à la sensation analogue qu'éprouvent les *hystériques* au moment où les symptômes préludant à une attaque viennent s'installer. Il est probable que si Dance avait rigoureusement suivi les détails de ses observations il ne s'en serait pas tenu là. La simple comparaison aurait pu devenir le nom véritable de l'affection.

Cependant Dance ne s'est pas trop éloigné de la vérité clinique en dénommant comme il l'a fait ce qu'aujourd'hui on décrit sous le nom de tétanie, qui en fait a à peu près la même signification. Avant Dance, Steinheim avait décrit la même affection sous le nom de rhumatisme brûlant. Tonnelé trouva un autre nom tout aussi impropre, mais moins compromettant, celui de nouvelle maladie convulsive. Nous ne faisons qu'effleurer le nom de rétraction musculaire de de la Berge — dont l'incorrection est au-dessous de toute critique. Reste la tétanie. Cette dénomination est excellente par ce que tout en donnant une idée exacte du principal symptôme de l'affection, elle ne préjuge en rien la nature de celle-ci. Elle est d'ailleurs due (1852) à Corvisart.

Avec Trousseau l'étude de la tétanie reçoit une nouvelle impulsion. Dans une série de leçons (1856) il trace de main de maître la symptomatologie de la tétanie, et découvre même un nouveau symptôme, dont l'importance ne saurait être trop exagérée ; mais l'esprit ingénieux du grand clinicien reste en défaut lorsqu'il s'agit de découvrir la véritable nature de cette affection. Il fait cependant le même rapprochement que Dance, et même plus, en parlant de la synergie réflexe des muscles analogues dans la tétanie, il dit nettement que cette synergie ne s'arrêta pas chez la malade en expérience seulement aux muscles congénères, mais qu'elle se généralisa bientôt au point que la ligature de la cuisse détermina *une violente attaque d'hystérie.*

Trousseau se contente de mentionner le fait sans en tirer aucune conclusion. Cette prudence est encore à l'honneur du savant professeur, l'hystérie étant loin d'être connue comme elle l'est aujourd'hui. Si Trousseau a voulu voir dans les accès de tétanos une des nombreuses manifestations du rhumatisme, c'est que la forme fruste et à répétition qu'elle affecte le plus souvent l'y autorisait. Cependant Rabaud, dans sa thèse de 1857, soutient que le spasme tonique des extrémités est lié à une irritation voire même lésion de la moelle. Schutzenberger essaie même de localiser cette lésion. Il incrimine surtout les cornes antérieures de la moelle épinière. Cette opinion trouve un écho puissant dans la science allemande, qui jusqu'à ce moment s'était complètement désintéressée de la tétanie. Les autopsies faites par Kussmaul (1876), par Schultze (1878), tendent à donner une sanction anatomique à l'opinion de Schutzenberger et de son élève Comte.

Langhans et Weiss vont même plus loin, ils précisent nettement le siège et la nature de la lésion. On se trouverait en présence d'une altération vasculaire de la substance grise des cornes antérieures. C'était peut-être aller trop loin. En France l'opinion médicale n'est pas aussi faite. Jules Simon dans son article Contracture du Nouveau Dictionnaire se proclame hautement partisan de l'essentialité de la contracture ; et dans son enquête minutieuse sur l'épidémie de Gentilly (1886), où seule une école de jeunes filles fut atteinte, il accentue encore plus l'hypothèse de l'essentialité. La situation du village, le froid, l'humidité n'y ont été pour rien, puisque ces conditions climatériques ont été les mêmes pour les garçons que pour les filles. En outre, la contracture a été primitive, dans le sens qu'aucun antécédent morbide ne pouvait être invoqué, et en écartant ainsi toutes les causes multiples de la tétanie, il s'arrête au *nervosisme* et à l'*imitation*. C'était déjà là un pas vers l'opinion que nous essaierons de défendre, lorsque, en 1881, M. Raymond publia dans le *Progrès médical* une leçon clinique portant le titre très suggestif de « Tétanie hystérique ». En résumé, dit M. Raymond à la fin de sa leçon, « nous sommes ici en présence d'une névrose convulsive et rythmique à laquelle, d'après les antécédents émotifs, la frayeur, cause déterminante de la crise primitive, je donnerais volontiers le nom de tétanie hystérique d'autant plus que la compression du plexus testiculaire fait cesser les secousses convulsives, comme la compression ovarienne chez les femmes hystériques ».

Cette opinion à peine ébauchée de la nature hystérique de la tétanie, M. Raymond l'accentue encore plus énergiquement dans son article du Dictionnaire encyclopédique. En guise de conclusion au chapitre étiologie M. Raymond écrit ceci : « A notre idée les prédispositions morbides, héréditaires ou acquises et en *première ligne l'hystérie* jouent un rôle considérable dans le développement de la tétanie, que nous ne considérons pas comme une maladie sui generis, mais comme un simple syndrome ».

L'idée de la nature hystérique de la tétanie parait vouloir se cristalliser. M. Raymond y revient; et dans une nouvelle leçon clinique publiée par le *Bulletin médical* (6 mai 1888) cet observateur rigoureux précise en insistant les rapports probables de l'hystérie avec la tétanie. L'hystérie joue un rôle important dans le développement de la tétanie. « Pourquoi aussi ne pas supposer que sur un terrain hystérique ou rendu tel (par intoxication ou infection) des causes absolument disparates comme le lavage de l'estomac et l'extirpation du goitre peuvent produire la contracture des extrémités ? »

En Allemagne, Oppler publie une observation, où l'hérédité joue un rôle important. Schultze (1) voit même dans l'augmentation de l'excitabilité des muscles et des nerfs périphériques dans la tétanie des phénomènes qui rappellent à s'y méprendre l'hyperexcitabilité neuromusculaire de Charcot chez les hystériques plongés en sommeil hypnotique.

Il discute ensuite pour démontrer le contraire, mais il n'en est pas moins vrai, qu'il a été saisi de l'étrange ressemblance de quelques phénomènes de la tétanie avec quelques phénomènes hystériques.

Enfin tout récemment M. Letulle, auquel on doit déjà des travaux remarquables sur la nature hystérique d'un grand nombre d'accidents toxiques (mercure, plomb), nous apporte un argument d'une haute valeur. Pour cet auteur quelques accidents tétaniformes du saturnisme ressortissent à l'hystérie. M. Letulle termine comme il suit une des observations de son travail publié dans le *Bulletin médical* (2).

(1) *Deutsche med. Wochenschrift*, 1882, p. 276.
(2) *Bull. méd.*, 1887.

« Pourrait-on voir dans cette contracture localisée aux extrémités supérieures, dans cette *tétanie saturnine* autre chose qu'une contracture hystérique ? La rapidité d'action de la thérapeutique serait là, s'il était besoin, pour lever tous les doutes. »

Ainsi donc la nature hystérique de la tétanie s'était déjà présentée à l'esprit de Dance, le créateur de cette entité morbide. Après lui l'observation la dénonce encore à Trousseau, qui malheureusement ne s'y arrête pas. Jules Simon la soupçonne, Schultze évoque des ressemblances et Raymond la croit probable. Letulle l'admet avec quelques restrictions.

C'est là en quelques mots l'histoire de la nature hystérique de la tétanie.

CHAPITRE II

ÉTUDE CLINIQUE DE LA TÉTANIE

Formes de la tétanie. — Division de Trousseau. — Forme bénigne. — Observations. — Forme moyenne et grave. — Difficultés de les décrire séparément. — Observations.

On ne saurait tracer rapidement le tableau symptomatique de la tétanie. La contracture localisée n'en est pas toujours l'unique manifestation. Souvent des symptômes généraux s'y ajoutent. Or ceux-ci manquent généralement dans nos observations ; et lorsqu'ils existent, ils ne sont alors que la signature morbide d'une affection soit primitive, soit intercurrente. Quoi qu'il en soit, la tradition veut qu'on reconnaisse à la tétanie trois formes principales. C'est là une division fort commode pour la description. Elle est d'ailleurs due à Trousseau. Nous distinguerons donc avec ce dernier auteur, une forme bénigne, une forme moyenne et une forme grave.

Forme bénigne.

C'est cette forme surtout qu'il nous importe de connaître. Les accidents tétaniformes de nature hystérique ont pour elle une prédilection spéciale. Cela n'a rien d'étonnant lorsqu'on songe que la grande majorité des cas de tétanie revêtent cette forme bénigne.

Trousseau en a donné une description magistrale. Nous ne ferons que la reproduire :

« Le symptôme précurseur des accès, c'est une sensation de fourmillement dans les mains et dans les pieds puis une certaine hésitation, une certaine gêne dans les mouvements des doigts et des orteils qui n'ont plus leur liberté habituelle d'action. Bientôt la convulsion tonique commence et se traduit par la roideur des parties affectées ; roideur que la volonté est impuissante à vaincre complètement, quoiqu'elle lutte encore contre elle, et que les malades puissent encore faire agir dans une certaine limite les muscles contracturés, mouvoir et même étendre un peu les doigts ; cette contraction involontaire augmente, elle est douloureuse et tout à fait analogue à la crampe, à laquelle d'ailleurs les patients la comparent.

Aux extrémités supérieures, le pouce est énergiquement entraîné dans l'adduction forcée ; les doigts, serrés les uns contre les autres, se fléchissent à demi sur lui, le mouvement de flexion ne s'opérant ordinairement que dans l'articulation métacarpo-phalangienne, la main, dont la paume se creuse par le rapprochement de ses deux bords externe et interne, affecte la forme d'un cône, ou si vous le voulez, celle que prend la main de l'accoucheur lorsqu'il veut l'introduire dans le vagin. Cette forme, que vous observez le plus habituellement est tellement spéciale, que déjà elle suffit souvent à elle seule pour caractériser cette espèce de contracture. D'autres fois l'index, plus fortement fléchi que les autres doigts, se place en partie sous eux. Les muscles convulsés résistent aux efforts qu'on fait pour changer la position des parties et, si l'on y parvient, les doigts se fléchissent de nouveau lorsqu'on cesse de les tenir redressés, ou bien et c'est là l'exception, ils gardent l'expression nouvelle qu'on leur a donnée, tout en restant contracturés. A la pression, les muscles offrent une dureté plus ou moins considérable qui les fait ressembler à des cordes solidement tendues, mais je n'ai jamais constaté ces contractions fibrillaires dont ils sont, dit-on, agités. Les efforts pour vaincre la résistance musculaire sont généralement très douloureux pour le patient. En quelques circonstances cependant, les malades semblent en éprouver du soulagement.

Ces convulsions toniques durent sans interruption cinq, dix, quinze minutes, quelquefois même une deux ou trois heures de suite, la sensation de fourmillements se manifeste de nouveau et de même qu'elle avait annoncé le début de l'accès elle en annonce aussi la fin. Les parties affectées reprennent leurs mouvements jusqu'à ce que, après un temps de repos variable, se reproduisent de nouveaux accès dont la série constitue l'attaque, laquelle est susceptible de se prolonger pendant plusieurs jours et même pendant un, deux et trois mois. »

Or cette description remarquable à plus d'un titre s'applique du tout au tout à l'observation suivante que nous avons recueillie dans le service de notre maître, le Prof. Dieulafoy.

Observation I (personnelle)

Contractures tétaniques. — Anesthésie pharyngienne. — Sensibilité testiculaire. — Contracture provoquée par l'application de la bande d'Esmarch. — Guérison rapide.

Le nommé Ch., âgé de 25 ans, profession de serrurier, vient le 5 mars de cette année à la consultation externe du Prof. Dieulafoy, hôpital Necker, pour des contractures des extrémités supérieures.

Antécédents héréditaires. — Les parents du malade sont actuellement bien portants. Sa mère n'est nullement nerveuse. Rien du côté des frères et sœurs.

Antécédents personnels. — A 6 ans le malade déclare avoir été atteint de la même affection que celle pour laquelle il vient consulter. Seulement les contractures étaient alors généralisées aux quatre membres, de plus le malade raconte qu'il n'en était pas autrement affecté, les accès de contracture ne s'accompagnant d'aucune réaction fébrile ou autre. Ces accès ne disparaissaient pas pendant le sommeil de la nuit. Le premier accès dura trois jours.

Les autres accès, très nombreux comme le dit Champ..., sans plus préciser, ne durèrent pas longtemps. Les contractures traînèrent ainsi pendant deux mois environ. Sous l'influence des bains sulfureux, les accès disparurent rapidement pour revenir à 23 ans.

A 8 ans le malade eut une rougeole simple sans complications.

Pas d'autres maladies. Absence complète d'affection vénérienne. Il y a deux ans, sans trop savoir pourquoi le malade fut pris durant le printemps de l'année 1886 d'accès de contractures localisées aux deux mains. Ces accès revenaient souvent dans la même journée. Dans leur intervalle Ch. déclare que son état était absolument normal. Chaque contracture était précédée et accompagnée d'une grande faiblesse dans les membres inférieurs; à ce moment pour ne pas tomber il se voyait forcé de prendre un point d'appui quelconque.

La contracture des mains était absolument la même, dit le malade, que celle dont il est atteint actuellement et pour laquelle il vient se faire soigner. Les mains devenaient violettes. Pour faire passer la contracture le malade se frottait les mains l'une contre l'autre. Même pendant la nuit lorsqu'il était pris le malade n'avait qu'à répéter cette petite manœuvre pour voir la contracture céder immédiatement. Quant aux contractures elles-mêmes le malade n'avait qu'à contracter volontairement les muscles de l'avant-bras et de la main (fléchisseurs surtout) pour les voir apparaître, plus fréquemment à gauche qu'à droite. Le travail, la fatigue provoquaient les mêmes accidents tétaniques. Elles n'étaient nullement douloureuses. Pendant l'été et sans traitement aucun la contracture disparut pour réapparaître au printemps suivant.

Enfin, vers le mois de février 1888, il fut repris de cette sorte de contracture pour laquelle il vient consulter.

État actuel. — Cet homme maigre, pâle, a quelque peu l'aspect névropathique. Il nous présente ses deux mains contracturées d'une manière caractéristique. La main est légèrement fléchie sur l'avant-bras. La première phalange de l'index, médius, annulaire et auriculaire, est en flexion à angle droit sur les métacarpiens correspondants. Les autres phalanges restent en extension. Le pouce en adduction venant s'appliquer par sa pulpe sur la dernière phalange de l'index.

En exerçant une certaine traction sur les doigts fléchis on parvenait à les remettre dans leur état habituel. Le retour à la position pathologique se faisait dès qu'on cessait de les violenter. La sensibilité générale de la peau ne paraît pas avoir subi quelque modification. Il n'y a pas d'anesthésie générale ou partielle.

La muqueuse pharyngienne se montre au toucher absolument

dépourvue de toute espèce de sensibilité. Il y avait là un état d'anesthésie absolue. La sensibilité testiculaire est notablement augmentée surtout à droite. Le malade ne peut supporter le moindre attouchement. Les testicules sont cependant normalement constitués, et ne paraissent nullement malades, en outre la compression même légère du cordon spermatique détermine une sensation douloureuse particulièrement désagréable.

Il y a quelque temps le malade déclare avoir ressenti des points douloureux de chaque côté du thorax. Il les ressent encore actuellement.

Les réflexes se font normalement.

Aucun trouble du côté des organes des sens, et notamment pas de rétrécissement du champ visuel.

Les viscères abdominaux et thoraciques sont absolument indemnes.

Traitement. Douches froides trois fois par semaine.

Après huit jours de ce traitement le malade revient complètement guéri.

Ce jour on applique la bande d'Esmarch sur le bras et l'on voit survenir immédiatement une contraction des doigts et de la main telle que nous l'avons décrite plus haut.

Jusqu'au mois d'août nous ne revîmes plus le malade.

Vers cette époque il revint à la consultation de M. Dieulafoy. Les contractures ne sont plus revenues et actuellement on ne peut plus produire à gauche la contracture à l'aide de la bande d'Esmarch. Mais à droite en disant au malade de fermer la main on peut le suggestionner à l'état de veille et provoquer un état de contracture telle (fléchisseurs) que le malade a grand'peine à rouvrir la main.

Vers la fin d'octobre nous revîmes le malade bien portant, n'ayant maintenant que la sensibilité spéciale du testicule droit surtout et l'anesthésie pharyngienne dont nous avons parlé plus haut.

La lecture de cette observation ne saurait laisser

subsister le moindre doute. Il est vrai que le malade n'accusait pas d'antécédents nerveux héréditaires. C'est là un petit point dont il ne faut pas exagérer l'importance. L'hérédité nerveuse saute souvent une ou deux générations. Rien de plus naturel alors qu'un fils hystérique naisse de parents sans tare nerveuse aucune. Hystérique, avons nous dit, et il l'est bien le malade de notre observation. A 6 ans il est atteint de contractures tétaniformes qui cèdent rapidement à un traitement quelconque, bains sulfureux dans le cas spécial. Ces accès ne disparaissent pas pendant la nuit. Les contractures, qui surviennent à l'âge adulte, sont précédées de sensations particulières, qui préviennent le malade de l'imminence de la crise. Ces trois caractères n'appartiennent-ils pas en propre à la contracture hystérique? Celle-ci n'arrive pas seulement après les grandes attaques. L'hystérie locale, sur laquelle nous aurons l'occasion de revenir, répond depuis Charcot à une réalité morbide indiscutable. Elle se cantonne dans un ou plusieurs groupes musculaires et apparaît ou disparaît sans raison aucune. En outre ces contractures ne cèdent pas la nuit pendant le sommeil ; un léger frottement sur la main contracturée suffit cependant à faire rétrocéder l'accès le plus fort. Ces trois caractères de la contracture tétanique à savoir la persistance pendant le sommeil naturel, les prodromes constants (aura hystérique), la disparition brusque et sans la moindre influence, suffiraient croyons-nous à légitimer le diagnostic de tétanie hystérique que nous avons posé. Dans bien des cas les stigmates hystériques ne se manifestent que par la contracture, et lorsque celle-ci présente les caractères que nous avons mentionnés, force est d'admettre qu'on se trouve en face d'un accident hystérique. A l'appui de l'opinion que nous défendons il y a heureusement encore d'autres arguments. C'est d'abord cette anesthésie absolue de la muqueuse pharyngienne, c'est cette sensibilité spéciale du testicule, c'est enfin la disparition rapide de la contracture sous l'influence de quelques douches seulement; et pour enlever tout doute nous n'avons qu'à mentionner la facilité avec laquelle nous avons déterminé une contracture de la main et des doigts par l'application de la bande d'Esmarch. La contracture disparaît et avec elle la possibilité de la provoquer artificiellement; mais il n'en est pas moins vrai que l'hystérie y a laissé subsister deux symptômes capitaux. L'anesthésie pharyngienne et la sensibilité testiculaire

L'observation précédente est actuellement d'une interprétation facile, l'hystérie étant aujourd'hui une des affections nerveuses les plus aisées à dépister; le mérite n'en est peut-être pas très grand; il en est autrement de l'observation suivante due à l'inventeur (qu'on nous passe le mot) de la tétanie, à Dance; là il s'agit d'une véritable attaque d'hystérie qui n'a pas été sans avoir frappé Dance; de son temps cependant l'hystérie n'avait qu'une forme, la grande attaque; il ne pouvait pas, lui clinicien, voir dans ces contractures localisées autre chose qu'une manifestation morbide de nature spéciale, rappelant de très près quelques symptômes de l'hystérie.

Voici d'ailleurs cette observation qui présente à notre point de vue un intérêt de premier ordre.

Observation II

Résumé de la première observation du travail de DANCE, *publié dans les Archives, de médecine*, 1831, p. 90.

Tétanos intermittent.

Domestique âgée de 35 ans. Bonne santé habituelle. Entre à l'hôpital le 5 octobre 1824. Il y a 4 mois, peu de temps après son acouchement normal, elle fut prise sans cause connue d'une sorte d'accès sans perte de connaissance, qui fut caractérisé par des engourdissements, suivis bientôt de raideurs violentes et douloureuses des membres. Attaque de tétanos des 4 membres. Saignée qui augmenta la contracture. Le 6, bain prolongé pendant trois heures qui produit un grand soulagement. Les jours suivants accès douloureux qui arrachent des cris à la malade.

Le 10, point d'accès. L'amélioration continue jusqu'au 15, où une nouvelle attaque plus faible que les précédentes se manifeste et se prolonge les 16, 17 et 18 *accompagnée de la sensation de serrement à la gorge comme dans l'hystérie.*

L'observation de Dance constitue, nous ne croyons pas le fait contestable, un beau cas d'hystérie confirmée. Que dire des cas suivants que nous trouvons dans les cliniques de Trousseau? Nous laissons au lecteur le soin de juger. Quant à nous, l'hystérie de la jeune femme qui forme le sujet de cette leçon remarquable, nous paraît au-dessus de toute critique.

Observation III

Tirée des cliniques de Trousseau, vol. 1, p. 209.

Accidents tétaniformes chez une femme nerveuse. — Attaque hystérique provoquée.

Jeune femme, 24 ans, *très nerveuse*, entre le 2 février 1864 salle St-Bernard, pour une contracture des extrémités supérieures.

Le 9. La contracture avait cessé et devant vous je fis les expériences suivantes : je comprimai en masse le bras droit, et peu après la main se contractura ; mais ce qu'il y eut de plus remarquable, c'est que la main du côté opposé ne tarda pas à se contracturer à son tour. Le même phénomène se produisit par le fait de la compression du plexus brachial, et la contracture persista un assez long temps.

Le 15. La contracture était revenue plus forte aux mains, elle ne se manifestait aux pieds que quand la malade était debout.

Ce jour-là je comprimai devant vous la fémorale droite et presque immédiatement vous avez pu constater la raideur tétanique des orteils, puis, au bout dequelques minutes, les orteils du côté gauche se raidirent à leur tour. La raideur cessa bientôt dans les orteils mais fut suivie de douleurs dans les mollets et les pieds, puis, finalement, de crampes dans les mollets....

18 mars. Je plaçai une ligature sur la cuisse droite, de manière à comprimer les muscles, les vaisseaux et les nerfs. Les orteils correspondants se contracturèrent rapidement puis bientôt après ceux du pied gauche entrèrent en contracture. Mais la synergie réflexe ne s'arrêta pas là, presque aussitôt les 2 mains se contracturèrent, et *enfin la malade eut une violente attaque d'hystérie.*

Le fait d'avoir provoqué un accès d'hystérie par généralisation des contractures ne frappe pas Trousseau. Il continue à défendre la nature rhumatismale de la tétanie. De nos jours cette interprétation ne serait plus possible. Même avant toute attaque, la nature hystérique de cette affection s'imposerait à l'heure qu'il est. Tout d'abord la malade a des antécédents; elle est nerveuse, et du temps de Trousseau ce terme était extrêmement compréhensif; pour le mériter, il fallait être nettement hystérique dans le sens moderne. En outre ces contractures que Trousseau provoque avec tant d'aisance par la compression d'un segment de membre ou d'un nerf périphérique, contractures, qui loin de rester localisées au membre incité se généralisent avec une rapidité foudroyante, ne constituent-elles pas ce que le professeur Charcot désigne sous le nom si pittoresque de « diathèse de contracture » ? c'est une véritable tendance spasmodique que présente cette malade de Trousseau; or ce symptôme latent en apparence mais qui peut être mis en éveil chez les hystériques même à l'état de veille constitue un des meilleurs éléments séméiologiques de l'hystérie.

Voici une autre observation tout aussi éloquente que celle de Trousseau.

Observation IV

Leriche. *Gazette des hôpitaux*, 1869. p. 474.

Accès tétaniforme sous l'influence d'une contrariété banale. — Anesthésies partielles. — Constriction de la gorge. — Guérison instantanée par la glace.

H. L., âgée de 22 ans. Constitution délicate.

Le 18 juin 1869, elle alla chez son maître de chant lorsque le professeur l'invita à chanter, elle refusa disant qu'elle n'était pas bien disposée. Le maître insista avec un peu d'énergie croyant n'avoir à vaincre qu'un petit caprice de son élève ; qui céda alors mais en pleurant. La leçon finie, elle accuse de la faiblesse et des douleurs aux jambes et aux mollets. A peine arrivée chez elle, elle tomba sur un fauteuil du salon, les jambes tendues, douloureuses avec impossibilité complète de les remuer.

On la plaça sur son lit et là, bientôt le cou, les bras, le tronc sont convulsés.

Les doigts sont fléchis, impossible de les ouvrir.

Les membres inférieurs sont en extension. On pourrait lever la malade tout d'une pièce.

L'intelligence est conservée, la parole aussi. Constriction à la gorge, il lui est impossible d'avaler. Les yeux ne se convulsent pas.

Anesthésie complète de la peau dans les régions contracturées. Des sinapismes appliqués n'ont causé aucune douleur.

Il n'y a des douleurs que dans les mouvements imprimés.

Traitement : frictions avec des morceaux de glace. *Guérison rapide.*

En Allemagne la naturalisation de la tétanie s'est longtemps fait attendre ; cependant à l'heure actuelle de beaux travaux y ont été faits. Nous citerons entre autres ceux de Schultze et Oppler. Nous leur empruntons trois observations qui mettent nettement en évidence un point qui a été fort longtemps contesté. Nous voulons parler de l'hérédité de la tétanie. A ce point de vue l'observation d'Oppler est absolument remarquable. Il s'agit d'un jeune soldat atteint de tétanie. Son père en avait aussi souffert. Cinq de ses frères en sont également atteints.

Voici d'ailleurs ces observations.

Observation V (résumée)

Oppler, *Deutsch. Archiv. f. Klin. med.*, 1886-1887, p. 232.

Accidents tétaniformes. — Hérédité. — Troubles de la sensibilité. — Guérison rapide.

K., 20 ans 1/2, engagé volontaire, vient se plaindre de crampes douloureuses lui revenant par accès dans la jambe droite. Celle-ci se raidissait pour devenir, dit le malade, comme une tige rigide. A ce moment K. perd l'équilibre et tombe ; mais généralement il s'aperçoit à temps que les crampes vont venir : *il comprime alors de ses deux mains la masse musculeuse de la cuisse droite et empêche ainsi l'accès d'éclater.*

Lorsque l'attaque se réalise, la raideur du membre ne dure environ qu'une heure à une heure et demie. La contracture, une fois disparue, laisse après elle une sensation de faiblesse qui dure d'un à deux jours.

Ces crampes arrivent non seulement pendant le travail mais aussi pendant le repos absolu de la nuit. Dans ce cas, elles sont toujours précédées de tiraillements dans la jambe droite, celle qui est généralement atteinte.

Au point de vue des antécédents héréditaires, K. raconte que *son père, mort d'asthme avait souffert des mêmes attaques de contracture.* Ses deux sœurs se portent bien. *De ses six frères un seulement est soldat. Les cinq autres sont atteints, eux aussi, de crampes musculaires.*

Le malade lui-même a eu sa première attaque pendant qu'il nageait, vers la fin de 1880.

En 1881, les accès de contracture cessèrent complètement au point qu'on l'admet comme engagé volontaire dans un régiment de cavalerie : mais dix jours après l'entrée au service les crampes réapparurent.

A l'examen on ne trouve rien de bien remarquable. Les réflexes sont normaux. Les muscles de l'extrémité droite sont plus rigides et plus durs que ceux de l'extrémité gauche.

La contracture est reproduite par la compression de la fémorale (signe de Trousseau) et disparaît avec cette compression. La forme que cette contracture imprime aux mains est absolument classique.

La compression de la fémorale gauche donne un résultat absolument négatif.

La sensibilité générale du membre droit est conservée. Seulement, il y a un certain retard dans la perception des excitations. Une piqûre de la peau est plus rapidement perçue à gauche qu'à droite. Le malade localise très mal ses sensations dans le membre droit.

La suppression de toute fatigue guérit rapidement le malade qui est réformé.

Observation VI (résumée)

SCHULTZE. *Deutsch. med. Wochenschrift*, 1882, p. 276.

Tétanie. — Hérédité maternelle. — Cessation brusque des contractures par l'application d'une bande élastique. — Guérison rapide.

H..., brasseur, âgé de 18 ans, a toujours été bien portant.

Son père vit encore, mais sa mère, *après avoir longtemps souffert de crampes dans le bras gauche*, est morte d'une maladie dont il ne se rappelle pas au juste le nom. Ces crampes dit le malade, ressemblaient du tout au tout à celles dont il est maintenant affligé.

Depuis le mois de janvier 1882, H. ressent dans ses extrémités inférieures des fourmillements qui de temps en temps faisaient que ses jambes devenaient raides. Comme ces phénomènes étaient absolument transitoires, il n'y attacha pas grande importance et continua à vaquer à ses occupations.

Trois semaines après le dernier accès de fourmillements, il eut le gros orteil écrasé. Le soir du même jour, il eut une attaque de contracture localisée aux bras et aux jambes. Ces contractures ne durent généralement pas longtemps, se répètent d'une manière fréquente et sont toujours très douloureuses. Plus tard, les attaques diminuèrent notablement de fréquence et la douleur disparut complètement.

On fit le diagnostic de tétanie, parce que le pied et la main avaient la forme classique et parce que le signe de Trousseau presque toujours pathognomonique (compression des artères) était très facile à provoquer.

Ces crampes cessaient absolument par l'application d'une bande élastique. La suspension du membre atteint pendant un quart d'heure provoquait, elle aussi, un arrêt absolu des contractures.

Avec la guérison du traumatisme les crampes devinrent moins fréquentes pour disparaître à la fin complètement.

Vers la fin du mois de février à l'occasion d'un furoncle de la nuque, les attaques réapparurent mais cette fois-ci complètement localisées aux bras.

La moitié du tronc était anesthésiée et les bras se trouvaient en état de complète analgésie. Ce trouble de la sensibilité disparaissait au fur et à mesure que les attaques diminuaient de fréquence.

La compression de la carotide primitive irritait le grand sympathique. Cette irritation se manifestait par la rougeur de la face et la dilatation de la pupille du même côté.

Cette observation est doublement intéressante. Elle montre d'abord l'existence de l'hérédité dans l'étiologie de tétanie et ensuite elle prouve que l'éclosion de la tétanie peut aussi survenir aussi à la suite d'un traumatisme quelconque. Chez les hystériques la contracture n'est souvent qu'à l'état naissant. Pour la faire éclore il suffit, le Prof. Charcot l'a démontré, d'un traumatisme sous n'importe quelle forme. Chez les hystériques, dit M. Charcot, le traumatisme est susceptible de créer la contracture pour ainsi dire de toute pièce.

Voici d'ailleurs une observation tirée de la thèse de M. Bloch sur la contracture. La nature hystérique de la tétanie en ressort rigoureusement.

Observation VII

Bloch. *Thèse, de Paris*, 1888.

Contracture du membre supérieur survenue à la suite d'une forte traction. — Guérison rapide par le transfert.

Germain Bl..., âgé de 30 ans, mécanicien, se présente à la consultation externe de la Salpêtrière, le 1er juillet 1887.

Antécédents héréditaires. — Son père s'est suicidé à l'âge de 70 ans. Sa mère âgée de 70 ans, est très nerveuse. Il n'y a pas d'autres nerveux dans sa famille.

Antécédents personnels. — H... est né, à Paris, n'a pas eu de maladies dans l'enfance. Il est tombé à l'eau à l'âge de 16 ans. Il a été réformé au cours de son service militaire pour une blessure du genou. Il s'est marié en 1881. Au mois d'avril de cette année, il a eu une fluxion de poitrine. A l'occasion de divers incidents de son existence, il a présenté quelques phénomènes nerveux. A la suite de la mort de sa petite fille qui succomba au croup, il y a neuf mois, il eut une de sorte de crise.

Il était oppressé, serré à la gorge, comme si on l'étranglait, et avait en même temps, perdu toute connaissance du lieu où il se trouvait, il est resté environ une demi-heure dans cet état. Huit jours après Bl... a perdu sa deuxième fille qui mourut d'une dysenterie, mais cette fois, il ne ressentit rien de semblable.

Début. — Le 4 juillet dernier, en tirant violemment sur la corde d'une machine, Bl... ressentit une forte commotion au coude, puis survint une impossibilité de remuer le bras. Les doigts étaient alors dans l'extension. Le malade se fit frictionner avec de l'essence de térébenthine, puis alla consulter un médecin qui ne put faire cesser la contracture, et ordonna des frictions, du sirop d'éther, etc... et prescrivit l'enveloppement ouaté du membre.

Deux jours après les doigts se contracturent dans la position qu'ils occupent actuellement, le bras restant raide.

Le 8 juillet, un autre médecin électrise le malade qui à la suite de l'opération, se trouve mal. La contracture du reste ne fut pas modifiée.

Le 10 juillet, les mouvements du coude reviennent spontanément, depuis le malade consulta sans résultats plusieurs médecins.

État actuel (13 juillet). — Le bras pend faisant un angle obtus avec l'avant-bras. Celui-ci est dans la demi-pronation, la main est légèrement fléchie sur l'avant-bras. Les doigts sont fléchis à angle obtus sur les métacarpiens et accolés les uns aux autres. Le pouce est en dedans, la pulpe de la dernière phalange appuyée sur la partie correspondante de l'index. On voit saillir la corde des tendons des fléchisseurs; les musles de l'avant-bras sont durs, rigides. On ne peut modifier la position du membre, arrêté qu'on est par une résistance élastique qui s'exagère encore lors des tentatives de ce genre. Le malade ne peut mouvoir son membre spontanément.

La sensibilité est très diminuée dans tout le membre, surtout à partir du coude, la sensibilité à la chaleur est également affaiblie dans les mêmes limites.

Points pseudo-ovariens, surtout à droite, où la pression donne une sensation d'étouffements. Point testiculaire faible à droite.

Pas d'autres zones hystérogènes.

Pas de rétrécissement du champ visuel.

Le malade est très peu contracturable par la bande d'Esmarch.

Il offre un état mental particulier : il est très exalté; de plus on constate une sorte d'amnésie; ainsi, arrivé à la consultation, le malade ne se rappelait pas son adresse et dut recourir à sa femme pour nous la donner.

On tente le transfert par l'aimant, d'après le procédé imaginé par M. Babinski, sur Gr..., malade hystéro-épileptique du service, le 13 juillet.

1re expérience, durée 10 minutes, rien.

2e expérience, Gr..., reproduit exactement la contracture : on la fait disparaître par suggestion.

Après la 4e fois, les mouvements du petit doigt et l'auriculaire reviennent, le pouce n'est plus accolé contre l'index, les muscles de l'avant-bras sont moins durs.

Pendant ce temps, Bl... accuse des battements dans l'épaule et dans le bras, et des picotements dans le dos, « comme si on lui mettait, dit-il de l'eau sédative ».

Après une heure de répétition de l'expérience, la contracture a complètement disparu et le malade peut retourner chez lui guéri.

Il revient le lendemain accusant encore un peu de raideur dans le coude, qui disparut très rapidement après une nouvelle séance de transfert faite dans les mêmes conditions.

Enfin les deux observations qui suivent, illustrent encore d'une autre manière cette forme bénigne de la tétanie. Dans l'une, celle de Schultze on voit la tétanie s'accompagner d'une hyperexcitabilité neuro-musculaire qui rappelle à s'y méprendre, celle de l'hystérique en léthargie. Dans l'autre, celle de Letulle, les accidents tétaniformes éclatent par suite d'une intoxication par le plomb.

Dans les deux cas la nature hystérique de l'affection nous paraît indubitable. Letulle n'hésite nullement à attribuer à l'hystérie toutes les manifestations qu'on imputait jadis à l'encéphalopathie saturnine. C'est ainsi que Letulle, observateur rigoureux, a su rendre à César, ce qui est à César.

Observation VIII

LETULLE. *De l'hystérie dans le saturnisme.* Bull. méd., 1887.

Saturnisme chronique, contracture des avant-bras. — Anesthésie totale de l'avant-bras et des mains.

Bail... Léopold, 42 ans, peintre en bâtiments, entre le 7 octobre 1870 à la Pitié, salle St-Michel, n° 17, service de M. Peter, suppléé à cette époque par M. Hutinel. Bail... est un vigoureux ouvrier qui, travaillant depuis 25 ans dans sa profession, n'est cependant pas profondément anémié.

Malgré le liséré gengival qui indique un certain degré d'intoxication, il n'a commencé à se sentir affaibli et souffrant que vers le début du mois actuel. Comme antécédents saturnins, le malade a eu quatre coliques de plomb, le dernier accès de colique s'est accompagnée de troubles cérébraux.

D'ailleurs il déclare que, depuis lors, il a, à trois reprises différentes, perdu pendant quelques jours la raison, en outre, il éprouve parfois des vertiges, de la céphalalgie, et des hallucinations toujours professionnelles. Il avoue quelques excès alcooliques.

L'affection pour laquelle il entre a débuté il y a huit jours, par une faiblesse progressive des muscles des avant-bras s'accompagnant de sensations d'engourdissement et fourmillement dans les mains et aux bras, sans cependant aller jusqu'à la crampe. Il se présente avec les deux mains dans la même attitude, les doigts sont à demi fléchis dans la paume de la main, et le poignet est à peu près complètement sur l'avant-bras. Cette attitude est due à la contracture des muscles de l'avant-bras, l'action des fléchisseurs prédominant sur les extenseurs, la contracture des fléchisseurs de la main et des doigts peut être vaincue avec un effort assez considérable, mais spontanément le malade est incapable du moindre mouvement dans ces parties. Cette contracture circonscrite aux seuls avant-bras et aux muscles de la main d'une manière si rigoureuse s'accompagne d'une sensation douloureuse, profonde, contusive, évidemment musculaire. La peau de ces régions (avant-bras et mains) est le siège d'une anesthésie presque absolue, elle est sans cesse couverte de sueurs abondantes. Tout le reste de l'organisme est sain, sauf le cœur offrant à la base un souffle systolique rude qui paraît déceler un athérome aortique assez considérable.

Les reins fonctionnent bien.

Un gramme de BrK. par jour, des frictions avec baume tranquille, des bains sulfureux et de l'eau de Sedlitz produisent un tel effet qu'au bout de cinq jours on note déjà une diminution très appréciable de la contracture et des douleurs musculaires. La contractilité faradique des muscles est conservée. Pour compléter ce traitement si efficace on a recours à la faradisation quotidienne, de courte durée, et dès le 22 octobre, quinze jours après l'entrée du malade, on peut inscrire sur la feuille d'observation l'avant-bras droit est fort amélioré, les doigts exécutent encore faiblement, mais dans toute leur étendue les différents mouvements d'extension et de flexion qu'on demande, à gauche on obtient encore qu'un très faible mouvement de flexion ; l'anesthésie persiste.

Bref, le 27 octobre, *vingt jours* après son entrée, et un mois à peine après le début de sa maladie, Bail... quittait l'hôpital totalement guéri, tous les mouvements, les plus étendus comme les plus délicats, et la sensibilité sous toutes ses formes avaient recouvré leurs caractères normaux.

Pourrait-on voir dans cette contracture localisée, aux extrémités supérieures, dans cette *tétanie saturnine* autre chose qu'une contracture hystérique? La rapidité d'action de la thérapeutique serait là, s'il en était besoin, pour lever tous les doutes.

Observation IX (résumée)

Schultze. *Deuts. med. Wochenschrift*, 1882, p. 276.

Accès tétanique. Hyperexcitabilité des nerfs périphériques.

A., couturière, âgée de 33 ans, entre dans notre service pour des contractions fibrillaires dans les muscles de la main.

Pas d'antécédents personnels ni héréditaires. La malade est fortement strumeuse.

Depuis 1881 la malade ressentait des secousses dans les muscles de l'éminence thénar et hypothénar. Bientôt ces trémulations se changèrent en crampes. Celles-ci étaient très douloureuses. Elles se traduisaient par des contractures des muscles de la main et de l'avant-bras.

La main prenait par le fait de ces contractures la forme caractéristique, le pouce fléchi et en opposition entre l'index et le médius, les quatre autres doigts fléchis sur la première phalange du pouce.

Lorsque nous la vîmes, l'accès venait de finir. En appuyant sur la cubitale et l humérale (signe de Trousseau) on le reproduisait facilement. Venait-on à percuter assez énergiquement, les points électromoteurs de la peau du tronc surtout, on obtenait des secousses en éclair localisées au niveau des muscles de l'extrémité supérieure.

L'excitation de la peau au niveau de l'espace intermédiaire

à deux points électromoteurs ne donnait aucun résultat.

Le signe de Weiss existait pleinement. On n'avait qu'à frotter légèrement les différentes branches du nerf facial pour voir immédiatement les muscles correspondants se contracter, donnant ainsi un aspect caractéristique à la figure de la malade. Cependant cette hyperexcitabilité du facial n'existait qu'au niveau d'un territoire bien délimité, s'étendant du lobule de l'oreille à l'angle de la mâchoire inférieure et de là à l'apophyse orbitaire externe.

Tous les réflexes sont conservés peut-être légèrement exagérés.

La guérison en fut très rapide.

Forme moyenne et forme grave de la tétanie.

Nous traiterons ces deux formes dans le même chapitre. La forme grave en effet n'est que le complément de la forme moyenne. De même que celle-ci n'est que l'exagération de la forme bénigne, de même la forme grave n'est que l'accentuation plus accusée de la forme moyenne. Séparées ainsi artificiellement par des symptômes accidentels et irréguliers, ces trois formes ont un lien puissant qui les unit si étroitement que toute différenciation devient dans maints cas presque impossible. Ce lien ou plutôt cette manifestation commune est la contracture. C'est elle qui domine la symptomatologie, le diagnostic et le traitement de la tétanie. Or, dans la forme moyenne, la contracture localisée à un seul ou plusieurs groupes musculaires, présente une tendance marquée à la généralisation. Les phénomènes viscéraux s'installent. C'est tantôt de la dysphagie par extension de la contracture aux muscles du pharynx. C'est tantôt de la dyspnée par spasme du pharynx, des muscles abdominaux et pectoraux. Cette dypsnée peut devenir d'une intensité effrayante lorsque le diaphragme est mis en jeu. Duchenne (de Boulogne) nous donne un cas de tétanie avec envahissement du diaphragme. Cet envahissement se manifeste d'après cet autre par les symptômes suivants : Le malade en proie à une dypsnée extrême, fait des efforts inutiles pour puiser de l'air ; le thorax est dilaté dans tous les sens surtout vers la base ; cette portion de la cage thoracique et la paroi abdominale sont immobilisées, seule la partie supérieure de la poitrine peut exécuter des mouvements respiratoires très superficiels.

Finalement une expiration prolongée, qui résulte du relâchement du diaphragme marque la détente, et ce caractère suffit à lui seul pour distinguer la contracture du diaphragme du spasme glottique, car dans l'accès de dyspnée qui résulte de la contraction des muscles de la glotte, c'est une inspiration forte et prolongée qui annonce la fin de la crise.

La contracture peut aussi envahir les muscles de la vie organique et alors les symptômes tétaniques deviennent plus complexes et revêtent les formes les plus disparates. Ce sont tantôt des accès de pseudo-asthme avec congestion pulmonaire, tantôt de l'embarras de la parole ou bien de la rétention d'urine. Ces manifestations intenses donnent presque toujours naissance à un état général caractérisé par de la fièvre, accélération du pouls. Il y a de l'anorexie, de la céphalalgie. Le malade est en proie à des mouvements congestifs de la face, oreilles, yeux. Les membres s'œdématient. En dernier lieu, les muscles de l'œil sont pris, les yeux se convulsent en dedans ou en haut.

Dans la forme moyenne, la durée de ces accidents est généralement courte. Les accès peuvent revenir souvent avec assez de régularité. Perrin, dans un travail publié dans le *Journal de médecine*, 1845, a montré que le retour spontané des accès peut se faire comme dans l'impaludisme suivant le type intermittent.

C'est ainsi qu'il a pu observer un cas où les contractures pour revenir affectaient le type tierce, puis le type octane. La gravité de la maladie ne réside cependant pas dans une plus ou moins grande fréquence des accès tétaniformes. C'est plutôt par leur durée plus prolongée que ces accidents arrivent à constituer la forme grave. Trousseau emprunte à Lasègue une observation très caractéristique. On la trouvera tout au long dans l'article Tétanie du *Dictionnaire encyclopédique des sciences médicales*.

Nous avons déjà dit ailleurs que ces deux formes sont très rares. Cependant même ici nous avons pu trouver deux observations dues à M. Raymond, dans lesquelles la nature hystérique des accidents tétaniformes est franchement admise par ce clinicien remarquable.

Observation X

Raymond. *Bullet. méd.*, 9 mai 1888, p. 598.

Accès de tétanie et phénomènes hystériques chez une fébricitante. — Grippe ou dothiénenterie. — Guérison de la fièvre; disparition des phénomènes nerveux.

La nommée X..., 30 ans, journalière, entre le 22 décembre 1887 dans mon service.

Pas d'antécédents pathologiques héréditaires, pas d'hérédité nerveuse. Père non alcoolique. Règles toujours normales, depuis l'âge de 12 ans. Pas de syphilis. Trois fausses couches, sans cause appréciable. Puis deux enfants à terme, qui sont bien portants.

La malade n'est pas nerveuse; caractère extrêmement calme; pas d'ennuis ces temps derniers. Ordinairement bien portante, elle s'est un peu surmenée dans les mois qui ont précédé son entrée à l'hôpital; elle sentit ses forces diminuer progressivement et se mit au lit le 23 novembre 1887 avec de la fièvre, de la céphalalgie; de plus, elle toussait, était abattue et sans forces. Voyant que sa santé ne se rétablissait pas, elle demanda à entrer à l'hôpital, le 23 décembre 1887.

État actuel. — Le jour de son entrée, la malade paraît très abattue, mais elle n'a pas, à proprement parler, de stupeur; elle n'a, d'ailleurs, jamais présenté ce symptôme. Elle se plaint d'une faiblesse générale, de toux et de céphalalgie.

Examen de la poitrine. — Rien à la percussion.

A l'auscultation, râles ronflants et sibilants très nombreux, disséminés dans toute la poitrine, aussi bien en avant qu'en arrière.

Expectoration muco-purulente assez abondante.

Rien d'anormal au cœur; pouls rapide, petit, légèrement dicrote.

Le ventre n'est presque pas ballonné; pas de taches rosées lenticulaires; pas de douleur spontanée; la pression réveille de la douleur dans la fosse iliaque droite. La rate paraît un peu augmentée de volume à la percussion. Diarrhée très abondante.

Le soir de son entrée, la malade est apyrétique. Les jours suivants elle est un peu plus abattue, mais toujours sans grande stupeur; elle ne se plaint que de diarrhée, de toux et de céphalalgie. La température, pendant les deux premiers jours, présente un type particulier : apyrexie le soir et 39°, le matin. Les jours suivants le thermomètre oscille entre 39° et 39°,8, avec une légère ascension qui a lieu tantôt le soir, tantôt le matin et qui varie entre 4/10 et 8/10 de degrés. Les autres phénomènes signalés demeurant les mêmes, la fièvre présente à partir du 2 janvier 1888, une marche à grandes oscillations. Le 2 janvier, la température atteint 40°,4; le lendemain, 39°,6, le matin, et 39°,4 le soir; puis, le 4 janvier au matin, elle monte à 40° et descend le soir à 38°,8. Du 5 au 10 janvier, la fièvre oscille entre 38°,6 et 39°,8; le 10 au soir elle atteint 40°,1 et pendant les jours suivants se maintient au delà de 40°. Et à cette période, on note céphalalgie, insomnie, soif vive, perte absolue de l'appétit; langue saburrale, quelques vomissements à intervalles inégaux. (Ces vomissements étaient apparus dès le commencement des grandes oscillations thermométriques). Ventre légèrement ballonné; pas de taches rosées lenticulaires; un peu de douleur à la pression dans la fosse iliaque droite; diarrhée très abondante. Urine rouge, fébrile, peu abondante; albuminurie légère. Pour ainsi dire pas de stupeur; la malade parle très nettement et a parfaitement conscience de la gravité de son état.

Traitement. — Bouillon, lait, lavements froids; sulfate de quinine, 1 gr. par jour.

Le 17. Pendant trois jours de suite, la malade vient de présenter des crises de dyspnée intenses, survenant trois ou quatre fois dans les vingt-quatre heures et se calmant par l'administration de sirop d'éther.

Le troisième jour de ces accès d'étouffements, le soir, à la contre-visite, la malade se plaint d'avoir, dans l'après-midi, éprouvé des douleurs dans les deux mains, les avant-bras et les bras, douleurs caractérisées par des crampes survenant à l'occasion du moindre mouvement des mains ou des poignets. Dès qu'on fait exécuter un mouvement à la malade, elle est prise d'une crise de tétanie des deux côtés à la fois dans les membres supérieurs, crise beaucoup moins accusée, bien que manifeste dans les membres inférieurs. La crise débute par les mains, dont les doigts se recourbent vers la paume de la main en s'écartant les uns des autres; puis la contracture gagne les muscles de l'avant-bras et du bras; cette contracture est très douloureuse, elle se produit sous forme d'accès, pendant lesquels les phénomènes de contracture sont très pénibles. Ces accès durent une demi heure environ, et se renouvellent plusieurs fois dans la nuit. Dans leur intervalle, il existe toujours un certain degré de contracture.

Le lendemain, à la visite, nous assistons aux mêmes phénomènes; mais de plus, ces crises peuvent être provoquées, et le moindre attouchement, même superficiel, d'un muscle quelconque, le fait entrer immédiatement en contracture, en sorte que les mains, les avant-bras et les bras peuvent être contracturés dans la position que l'on veut leur donner. Les effets obtenus persistent pendant une minute environ, puis la contracture cesse, en même temps que la douleur disparait.

La malade, à deux reprises, a eu de véritables accès d'hystérie convulsive : boule nerveuse, cris, pleurs, mouvements du corps en arc de cercle, etc. Lorsque l'on percute la région voisine de l'angle externe de l'orbite, il se produit une contraction brusque, mais qui cesse presque instantanément, de la moitié correspondante de la face. Une compression exercée sur les membres affectés, soit le long des tendons, ou des cordons nerveux, ramène les accès de contracture. Léger degré d'anesthésie à droite. Vue normale. Réflexe pharyngien aboli; douleur assez vive, déterminée par la pression, dans la fosse iliaque droite.

A l'exploration faradique, les nerfs répondent à des intensités de courants très faibles; avec le courant galvanique, la secousse de fermeture et la secousse d'ouverture se produisent presque immédiatement.

Les crises de contractures se montrent avec la même intensité pendant six jours; puis les crises, en s'espaçant, deviennent aussi moins douloureuses, et dix jours après, non seulement les crises spontanées cessent complètement, mais encore il est devenu tout à fait impossible de déterminer aucune contracture par l'excitation directe des muscles, des nerfs ou des tendons.

La céphalalgie et les crises de dyspnée disparaissent complètement; la fièvre tombe par défervescence progressive à partir du 25 janvier, après avoir varié pendant cinq jours en 38°,4 le matin, et de 40° à 40°,6 le soir.

La diarrhée diminue, l'appétit renaît et la malade entre en convalescence. Les phénomènes bronchitiques s'amendent en même temps d'une façon progressive.

17 février. L'amélioration a continué; la malade, depuis quelques jours, est autorisée à prendre du potage et de la viande sans pain. Elle n'a plus eu d'accès de tétanie, ni de douleurs dans les membres. Ses règles qui avaient eu lieu pour la dernière fois le 22 novembre, n'ont pas reparu; elle n'a pas eu de pertes depuis lors, mais depuis huit jours elle a un peu de leucorrhée.

Le 2 février, elle s'est plaint d'une vive douleur dans l'oreille gauche, d'où l'on ne voit pas sourdre de liquide, et d'une névralgie faciale gauche très vive. Aussi a-t-elle de l'insomnie La pression de l'apophyse mastoïde est douloureuse. Applications dans l'oreille, d'huile de jusquiame et de laudanum; ces douleurs diminuent peu à peu et aujourd'hui le mal de tête est très atténué et la pression de l'apophyse mastoïde n'est pas douloureuse. Les crises nerveuses ne se sont pas reproduites.

Le 5 février, suppression du sulfate de quinine et depuis lors la fièvre a reparu, est montée jusqu'à 39°,6, puis est tombée de nouveau, pendant trois jours, pour remonter, depuis le 12 février, à 39° ou 39°,4 le soir; le 16 a eu lieu une défervescence et le thermomètre n'a pas dépassé 38°,2. Les phénomènes de dyspnée, si intense auparavant, ont à peu près disparu, mais la malade ne peut se coucher sur le côté droit sans éprouver une gêne respiratoire assez vive. La toux et l'expectoration ont à peu près cessé; l'auscultation ne révèle aucun phénomène respiratoire pathologique. Depuis huit jours elle a un peu de constipation. Le 12 février au matin, elle fit de grands efforts pour aller à la garde robe, et le dimanche soir, sans avoir éprouvé aucune douleur prémonitoire, elle s'est aperçue qu'elle rendait ses lavements par la vulve, fait qui se reproduit chaque fois qu'elle va à la garde-robe ou qu'on lui donne un lavement. A l'examen, on constate en arrière de la fourchette, et près de l'orifice vaginal une petite fistule recto-vaginale.

Avant d'analyser, avec quelques détails, les phénomènes nerveux qui se sont produits chez la malade, pour en tirer, si possible, un enseignement relatif au mode de développement de la tétanie, il me paraît nécessaire tout d'abord, de chercher en présence de quelle affection fébrile je me suis trouvé. Or, ce n'est pas là chose facile, tant s'en faut

La maladie a eu une trop longue durée, la température s'est élevée trop haut (jusqu'à 41°), pour penser qu'il s'agit d'un simple embarras gastrique fébrile.

Chez notre malade, l'amaigrissement, la diarrhée, les phénomènes pulmonaires, etc., suffisent à expliquer la fièvre. D'ailleurs, comme je l'ai déjà indiqué, elle n'était nullement nerveuse, avant l'apparition de sa maladie fébrile, et les accidents de cet ordre ont cessé lorsque la fièvre a disparu.

Quoi qu'il en soit, et quelque difficulté qu'il y ait à préciser le diagnostic, je veux simplement faire ressortir ce fait que, pendant l'évolution d'une affection fébrile, ayant duré plus d'un mois, il est survenu des accès de tétanie évidents; de plus, il s'est produit de véritables désordres nerveux ressortissant à l'hystérie.

D'abord, de véritables crises épileptiformes, avec sensation d'étouffement, perte de connaissance, pâleur de la face, tension de la tête à gauche, convulsions toniques généralisées de courte durée, convulsions cloniques caractérisées par des balancements du tronc sur le bassin, etc. Quelquefois, la crise était beaucoup moins complète, et se bornait à la sensation très vive d'oppression ; cette crise avortée, tout comme la crise complète, était suivie de pleurs abondants. La température, prise à diverses reprises pendant les accès, n'était pas influencée par ceux-ci. L'examen du champ visuel à l'aide des couleurs ne m'a rien donné; la vue a paru normale. Pas de troubles véritables de la sensibilité, excepté à droite, où il existait un certain degré d'anesthésie, douleur ovarienne droite.

Pendant que la malade était sous le coup d'un accès de tétanie, absolument classique, six jours, j'ai pu, à volonté à diverses reprises, la contracturer aux membres et à la face, de telle sorte que la contracture tétanique, qui était limitée aux muscles mouvant la main ou les pieds, s'étendait à tous ceux des membres supérieurs ou des membres inférieurs. Il me suffisait, pour cela, de titiller légèrement la surface des tendons fléchisseurs ou extenseurs des pieds ou des mains ; j'obtenais le même résultat du côté de la face, en excitant le tronc du facial au niveau du lobule de l'oreille Cette contracture durait trois à quatre minutes, quelquefois un quart d'heure; tout dépendait de l'intensité de l'excitation. En un mot, ma malade, pour me servir de l'expression de mon illustre maître, le Prof. Charcot, avait une véritable diathèse de contracture. Je dois ajouter qu'elle n'était pas hypnotisable.

Or, tous ces accidents hystériques ont cessé en même temps que la fièvre, et, aujourd'hui, la malade guérie est excessivement calme.

Voilà donc une femme chez laquelle, en même temps que se sont développés de véritables accès de tétanie, sont survenues des manifestations hystériques bien nettes.

Observation XI

Publiée sous forme de leçon. Raymond. *Gaz. des hôpitaux*, 1881, p. 113.

Tétanie hystérique.

Le malade que je vais vous présenter est atteint d'une affection bizarre, singulière, que l'on rencontre bien rarement. C'est un homme de trente-deux ans qui était autrefois clerc de notaire en province.

En ce moment, il est à peu près calme; il est du reste, sous l'influence d'une certaine dose de chloral; mais la simple action de le découvrir va déterminer chez lui des secousses générales difficiles à enrayer, un tremblement spasmodique généralisé. Celui-ci était même tel quand il est entré à l'hôpital, il y a trois mois, que le malade était projeté à une hauteur de 10 et 20 centim., comme s'il était mu par des décharges électriques. On aurait pu lui appliquer cette dénomination vulgaire d'homme torpille.

Les secousses occupent presque tout l'appareil musculaire de la vie de relation; c'est ainsi qu'il y a projection de la tête en arrière et à droite, ainsi que des bras en avant; pendant ce temps, je ne puis qu'à grand'peine faire fléchir ses muscles. Les jambes sont également agitées de convulsions toniques d'abord, puis cloniques.

Ces secousses se produisent par crises. Au début, elles duraient tout le jour, voire même une partie de la nuit, et ne cessaient que pendant le sommeil. Les mouvements, fait important à remarquer, sont rythmés; ils s'accomplissent toujours dans le même sens, que ce soit pour la tête ou les membres; ils diffèrent seulement d'amplitude. La moindre impression, l'air froid même suffisent à les provoquer. A plus forte raison, sont-ils violents si l'on vient à toucher la plante des pieds. Par contre, une compression exercée sur la région du plexus testiculaire modère la crise; elle arrête même les secousses convulsives si on la prolonge un peu. Je ne dois pas oublier de mentionner que ces secousses respectent les muscles du visage ainsi que la langue, bien que nous ayons observé à plusieurs reprises des spasmes de la glotte.

Malgré tous ces accidents, notre malade est resté très vigoureux, très fort dans l'intervalle des crises; les muscles ont conservé leur volume et leur puissance. La santé générale est bonne, les fonctions se font régulièrement, l'appétit est normal, le cœur est parfaitement sain, la sécrétion urinaire est régulière, les urines ne présentent aucune altération; nous avons constaté seulement quelques accidents de rétention d'urine.

Nous devons ajouter que, malgré la durée des crises, la figure de cet homme ne présente aucune fatigue; à peine constate-t-on une légère transpiration. Cependant la température centrale qui, normalement, dans l'intervalle des crises, est de 37°,5 à 37°,6, s'élève au bout de 12 à 15 minutes aux chiffres de 39°,2, 39°,4, sous l'influence des convulsions toniques et cloniques, comme chez les sujets atteints de tétanie.

Ceci dit sur l'état actuel de notre malade, passons à son histoire, réellement des plus intéressantes. Il est né aux environs de Metz ; ses père et mère vivent encore et jouissent d'une bonne santé; de ses deux sœurs l'une est morte phtisique, l'autre est rhumatisante; mais aucune d'elles n'a jamais présenté d'accidents nerveux. Quant à lui, ses antécédents personnels sont : une fièvre typhoïde à l'âge de huit ans qui n'a laissé aucune trace.

Il était donc clerc de notaire, lorsque le 14 mai 1877, étant en train de pêcher, il tombe à l'eau ; bien qu'il s'en soit assez vite retiré, cependant il en éprouve une très grande frayeur. Il rentre au plutôt chez lui, change de vêtements et prend le train pour Strasbourg. Arrivé le lendemain dans cette ville, à peine a-t-il fait quelques pas dans la rue, qu'il tombe subitement et se trouve en proie à une crise analogue à celle que vous venez de voir. La maladie était déclarée. Transporté aussitôt à l'hôpital de Strasbourg. il y séjourne quinze mois ; on le soumet sans succès, d abord à la belladone, puis au bromure de potassium, et ce n'est que par l'administration du chloral à haute dose que les crises disparaissent peu à peu et qu'à un moment donné il se trouve complètement guéri et sans aucune trace de sa maladie.

Jusqu'au mois de décembre 1879, il continue à se bien porter ; nul état morbide ; mais le 3 de ce même mois, passant dans les rues de Metz, il est pris tout à coup d'une nouvelle crise en traversant l'un des ponts de la ville et tombe. On le relève et on le transporte à l'hôpital, où il reste en traitement jusqu'au 15 mars suivant (1880). Encore une fois le chloral seul parvient à diminuer notablement les crises. Il rentre chez lui, et, dans les trois mois qui suivent il guérit complètement encore.

Sa santé reste bonne jusqu'au 2 juillet dernier, où il tombe dans la rue, et sa chute, dit-il, s'accompagne de perte de connaissance. A cette époque, il était à Paris depuis deux ou trois mis, cherchant à se créer une position et menant quelque peu la vie de bohême.

Depuis lors il est dans notre service ; au début, ses crises étaient épouvantables ; elle duraient tout le jour et une partie de la nuit, cessant seulement par le sommeil. Les mouvements convulsifs étaient assez violents pour le projeter hors de son lit, si l'on n'eut pris les précautions nécessaires pour le préserver d'une chute. C'est pendant le cours de cette seconde récidive que l'on a constaté à deux reprises du spasme de la glotte et plusieurs fois aussi de la rétention d'urine.

Enfin j'ajouterai que depuis cinq jours nous observons quelques troubles de la sensibilité ; c'est ainsi que la face postérieure et l'avant-bras droit présente certains points ou le tact à disparu ; de plus la main du même côté serre moins fort les objets qu'elle saisit. Je dois dire aussi que l'articulation du poignet et les articulations métacarpo-phalangiennes de cette même main droite sont un peu douloureuses.

Si maintenant nous étudions son caractère, son genre de vie, ses habitudes, nous apprenons qu'il a toujours eu une imagination extrêmement vive, qu'il a toujours eu une sensibilité exagérée, pleurant et riant avec la plus grande facilité, en un mot qu'il présente un caractère très émotique. Ce caractère a encore été exagéré par des lectures de roman ; celles-ci avaient une telle influence sur son esprit qu'il s'identifiait absolument à son héros,

C'est ainsi que l'accident dont il faillit être victime à Metz, sa chute dans la rivière, et l'émotion qui s'ensuivit trouvant un terrain des mieux préparés, devinrent la cause déterminante des accidents que je viens de vous décrire.

Mais une question ici se présente, des plus importantes à résoudre : sommes-nous en face d'un état morbide véritable, ou avons-nous affaire à un de ces simulateurs que l'on rencontre de temps à autre ? Les plus savants cliniciens s'y sont parfois trompés, et bien des fois les médecins militaires sont mis à l'épreuve par des soldats désireux d'être libérés du service militaire.

Chez notre malade, je ne crois pas à la simulation : il me parait du reste à peu près impossible que des contractures aussi régulières, aussi rythmées, puissent être simulées pendant si longtemps ; de plus l'élévation de la chaleur centrale doit aussi nous faire repousser toute idée d'une simulation,

Sommes-nous donc alors en face d'une affection cérébro-spinale ou d'une affection simplement spinale ? J'ai publié en 1877 avec M. Vulpian l'observation d'un garçon de trente-huit ans, nommé P..., qui avait reçu pendant la guerre des coups de crosse de fusil dans la région dorsale, sévices dont il était résulté une méningite caséeuse, des phénomènes de compression lente de la moelle épinière et, selon toutes probabilités, la formation de plaques de sclérose. Ce malade avait eu alors des crises convulsives assez semblables à celle du sujet que vous venez de voir, et pendant lesquelles il était projeté en l'air jusqu'à une hauteur de 50 centimètres ; les crises duraient de vingt-quatre à trente-six heures. Ce malade est resté pendant cinq ans dans le service de M. Vulpian, et a fini par guérir complètement, grâce à un traitement par le chloral administré à des doses qui ont été portées progressivement à 12, 15 et même 18 gr. dans les vingt-quatre heures.

Mais ce qui différencie tout à fait P... de notre malade actuel, c'est que l'intervalle des crises était caractérisé, non plus par le retour à la santé, comme chez notre clerc de notaire, mais par des phénomènes d'anesthésie de la jambe gauche, tandis que le côté droit était douloureux, hyperesthésié, et présentait une raideur persistante, en un mot, que l'on voyait persister des signes d'une compression lente de la moelle épinière.

Ici, au contraire, rien de tout cela : la force musculaire est conservée, et, à deux reprises différentes, le retour à une santé parfaite a été absolu. Il ne saurait donc y avoir aucune lésion spinale, ni aucune affection chronique de la moelle épinière.

Ce qui prédomine chez notre malade, ce sont des troubles de mouvements rythmiques et réguliers.

Restent à examiner maintenant la chorée et les états choréiformes qui peuvent simuler celle-ci. Dans la chorée, on a rangé une série d'états assez différents, depuis la danse de Saint-Guy jusqu'à la crampe des écrivains. La chorée des enfants est caractérisée par des troubles psychiques et moteurs, désordonnés, incohérents et involontaires; ici nous n'avons rien de semblable, pas de troubles mentaux prodromiques, nul affaiblissement de l'intelligence; notre malade a été frappé brusquement, et ses mouvements sont caractérisés par des convulsions toniques, puis cloniques, rythmées, toujours dans le même sens, présentant seulement des différences d'amplitude, tandis que dans la chorée, je le répète, ce sont des mouvements désordonnés, incohérents et involontaires. Enfin la chorée a une durée moyenne de soixante-neuf jours, même dans les cas graves, et la maladie se termine progressivement. Ici la maladie débute brusquement, présente des intervalles sains et guérit. Les deux affections diffèrent donc par les prodromes, par la marche et par les phénomènes généraux.

Quant aux états choréiformes, ils sont de différentes sortes. Ainsi il en est dans lesquels l'élément mouvement est accessoire. Il y a aussi la chorée électrique de Dubini caractérisée d'après les observations qui ont été rapportées par un tremblement généralisé, par des crises à début brusque, assez analogue avec ce qui se passe chez notre malade. Mais la marche en diffère du tout au tout. La durée de cette chorée est de trois à cinq mois; tous les cas observés se sont terminés par la mort; dans les intervalles des crises on observe un certain état fébrile prononcé surtout dans les derniers temps de la maladie.

Nous n'avons pas affaire non plus à la chorée spinale rythmique, saltatoire, spéciale, décrite par M. Charcot. En parcourant les différents auteurs, j'ai trouvé, dans une thèse très bien faite de M. Berdan, une autre chorée dénommée chorée électrique, sans rapports avec celle du médecin italien : cette thèse rapporte trois observations d'enfants recueillies à l'hôpital Sainte-Eugénie, caractérisées aussi par des tremblements généralisés qui ne ressemblent nullement aux mouvements de la chorée.

En résumé, nous sommes ici en présence d'une névrose convulsive et rythmique à laquelle, d'après les antécédents émotifs, la frayeur, cause déterminante de la crise primitive, je donnerais volontiers le nom de tétanie hystérique, d'autant plus que la compression du plexus testiculaire fait cesser les secousses convulsives, comme la compression ovarienne chez les femmes hystériques.

Quant au traitement, le médicament par excellence est le chloral dont l'action est des plus manifestes sur la surexcitabilité de l'axe gris bulbo-spinal. Nous l'avons donné en commençant à la dose de 1 gr. par jour pour arriver progressivement à celle de 10 gr., chiffre auquel nous le prescrivons en ce moment; nous en avons obtenu d'excellents effets.

CHAPITRE III

ÉTUDE ANALYTIQUE DES SYMPTOMES DE LA TÉTANIE

a *Contracture. — La contracture tétanique est identique à la contracture hystérique. — Symptômes communs. — Le signe de Trousseau est un phénomène hystérique. — Le signe de Weiss rentre dans les manifestations de l'hyperexcitabilité neuro-musculaire.*

b. *Troubles de la sensibilité. — L'anesthésie sous toutes ses formes n'est dans la tétanie qu'une tare hystérique. — Abolition du réflexe pharyngien. — Douleur testiculaire. Troubles de la vue.*

c. *Hyperexcitabilité neuro-musculaire. — Opinion de Erb, Schultze et Weiss. — Nature hystérique de cette manifestation nerveuse.*

A. *Contracture.* — Symptôme principal sinon unique de la tétanie, la contracture est le plus souvent polymorphe, dans le sens qu'elle ne se ressemble pas dans la grande majorité des cas. Ces différences portent surtout sur son intensité, son évolution et sa terminaison. Il n'y a de constant dans la contracture que sa localisation aux muscles des extrémités et notamment aux muscles de la main et des doigts. A la main elle ne frappe pas seulement les fléchisseurs des doigts. Les antagonistes sont généralement pris mais à un degré inférieur. Le résultat de cette contracture de la main localisée dans ces deux groupes musculaires, diamétralement opposés au point de vue fonctionnel, a pour résultat la flexion à angle aigu de la main sur l'avant-bras, et la flexion des doigts de manière à former la main en cône ou la main d'accoucheur. Au pied, la prédominance des fléchisseurs se fait encore sentir; la forme que la contracture imprime au pied est toujours celle de la flexion plus ou moins accusée, généralement intense, avec la pointe tournée en dehors. Lorsque la tétanie se localise ailleurs que dans les groupes musculaires que nous venons de passer en revue, au bras par exemple, elle frappe de préférence et d'une manière relativement fréquente les muscles innervés par le musculo-cutané, à savoir le biceps, le long supinateur et le coraco-brachial. Aux cuisses la contracture affecte surtout les adducteurs. Ce sont ces derniers qui déterminent un entre-croisement de ces segments de membres.

Dans presque toutes nos observations la contracture est douloureuse. La douleur n'est cependant pas un effet de la contracture. Elle vient souvent compliquer celle-ci en s'y surajoutant. Or il n'y a des contractures douloureuses d'emblée que dans l'hystérie. Nous ne voulons pas dire par cela que les contractures hystériques sont toujours douloureuses. En s'associant à la contracture la douleur définit mieux son caractère névropathique. Elle acquiert même quelquefois une grande importance et nous n'avons qu'à rappeler la coxalgie hystérique pour illustrer d'un exemple frappant le fait que nous venons d'énoncer. Il est d'ordinaire assez facile de vaincre la contracture et de ramener le membre dans une attitude normale. Cependant ici encore comme dans l'hystérie l'intensité de la contracture peut varier. C'est ainsi que Hérard a pu recueillir une observation où la contracture des muscles des doigts atteignait une intensité telle qu'il en était résulté des eschares à la main. Lorsqu'on cherche à modifier l'attitude forcée on obtient la même sensation spéciale que dans la contracture hystérique. on éprouve, pour ainsi dire, une résistance élastique.

La contracture tétanique disparaît sous l'influence du sommeil chloroformique. Toutes les fois qu'on pousse la narcose jusqu'à ses dernières limites, la disparition de la contracture est la règle. Dans nos observations les faits abondent où la cessation voire même la guérison de la contracture a été obtenue par l'application de la bande d'Esmarch pendant un temps suffisamment long. N'est-ce pas ainsi que les choses se passent dans les contractures hystériques? N'est-ce pas à l'aide du chloroforme et du chloroforme seul qu'on arrive à distinguer la coxalgie-hystérique de la coxo-tuberculose?

Que la contracture soit à l'état d'opportunité seulement ou bien à l'état adulte elle débute presque toujours brusquement. Une fois installée la contracture procède par accès séparés par des intervalles plus ou moins francs, et l'on attribue une grande valeur à ce caractère transitoire de la contracture considérée comme manifestation essentielle de la tétanie. Or cette intermittence dans les accès se retrouve aussi dans les contractures hystériques. De même que dans celles-ci, le retour de la contracture dans la tétanie peut se faire tantôt d'une manière spontanée, tantôt sous l'influence de quelque cause extérieure.

Signe de Trousseau. — Le signe de Trousseau n'est que l'application clinique de cette possibilité. Il consiste à exercer une pression sur les membres affectés soit sur le trajet des principaux cordons nerveux qui s'y rendent, soit sur les vaisseaux de façon à gêner la circulation artérielle ou veineuse. La contracture ne tarde pas à apparaître. Ce signe servant à distinguer les accès de tétanie des autres formes de contracture, est considéré par un grand nombre d'auteur, comme pathognomonique. Sans vouloir diminuer en rien la valeur de ce signe nous mentionnerons seulement que M. Charcot a montré, il y a longtemps déjà, que chez beaucoup d'hystériques, on peut provoquer l'apparition de contractures pendant la veille et il a proposé de désigner cette tendance sous le nom de diathèse de contracture. D'autre part on sait que la ligature d'un gros tronc artériel peut déterminer chez les animaux des rigidités musculaires (Brown-Séquard). En outre un des procédés les plus sûrs pour déterminer les rigidités spasmodiques chez les hystériques est la ligature faite autour d'un membre à l'aide d'un lien élastique.

Le signe de Trousseau rentre donc dans le manuel opératoire que nécessite l'éveil d'une contracture hystérique.

Quant aux troncs nerveux les auteurs sont loin d'être d'accord. Kussmaul et Quincke admettent la contracture par compression artérielle, mais repoussent celle par excitation des cordons nerveux.

Weiss est éclectique. Il admet que dans certains cas

la compression artérielle peut seule réveiller les accès de contracture, tandis que dans d'autres la compression des troncs nerveux produit le même résultat, *en vertu d'une augmentation d'excitabilité des nerfs et des muscles*, qui existe presque toujours dans la tétanie. Weiss a même réussi à développer des accès de tétanie, tout à fait caractéristiques aux membres en comprimant le grand sympathique cervical au cou.

Or, tous ces phénomènes rentrent dans la diathèse de contracture, nom qui caractérise si bien cette tendance spasmodique que présente l'hystérique (Charcot).

Si dans un cas spécial de tétanie la manœuvre employée pour provoquer la contracture a été la percussion artérielle ou nerveuse, dans d'autres cas on trouve la pression des masses musculaires, le tiraillement du membre, la percussion des tendons la faradisation et, enfin, comme moyen presque infaillible l'application d'un lien élastique. A l'aide de ces différentes manœuvres on détermine la contracture chez les hystériques hémianesthésiques assez habituellement du côté anesthésié mais non exclusivement de ce côté. Les *parties sensibles sont assez souvent contracturables aussi.*

Cette opportunité de contracture constitue un stigmate hystérique en ce sens qu'on ne retrouve rien de semblable chez les sujets sains et qu'il est assez fréquent de la rencontrer associée à plus ou moins d'autres signes d'hystérie (Charcot, dans Thèse de Bloch, 1888).

Pour se traduire cliniquement cette opportunité exige quelquefois des manœuvres assez laborieuses. Il faut une véritable préparation ou entrainement pour que la contracture se manifeste sous une incitation quelconque. Ce fait explique l'absence possible d'un autre signe surtout étudié par Weiss et connu en Allemagne sous le nom de signe de Weiss. Lorsqu'on percute, dit Weiss, la région voisine de l'angle externe de l'orbite, où siège le pli sénile connu sous le nom de patte d'oie, on voit se produire une contraction brusque, fulgurante, de la moitié correspondante de la face.

Ce signe a-t-il la valeur du signe de Trousseau? on ne saurait trop l'affirmer. Cette hyperexcitabilité neuro-musculaire existe dans l'hystérie. Les individus, sous le coup de cette dernière affection, présentent ce phénomène ou des phénomènes d'ordre analogue non seulement pendant le sommeil hypnotique, mais aussi à l'état de veille. Schultze à propos de l'observation que nous avons reproduite plus haut (obs. IX), dit que l'hyperexcitabilité des nerfs des extrémités n'est que l'exagération d'un phénomène en grande partie normal.

Weiss lui-même se voit obligé de reconnaître qu'on ne saurait sans restriction accorder à ce signe une valeur pathognomonique, car chez un individu en parfaite santé, qui n'avait jamais eu antérieurement d'accès de tétanie, la percussion du facial, dans le voisinage du muscle frontal, développait des secousses dans ce muscle.

Dans l'observation VII que nous avons empruntée à la thèse de Bloch la contracture tétanique s'est produite selon un mécanisme tout à fait analogue à celui qui préside aux contractures expérimentales chez les hystériques en diathèse de contracture, d'ailleurs le transfert y a fait merveille.

Chez la malade, qui fait le sujet de l'observation X, Raymond peut facilement provoquer des crises ; le moindre attouchement, même superficiel, d'un muscle quelconque, le fait entrer immédiatement en contracture, en sorte que les mains, les avant-bras et bras, *peuvent être contracturés dans la position qu'on veut leur donner.* Les effets obtenus persistent pendant une minute environ, puis la contracture cesse, en même temps que la douleur disparaît.

La durée de la contracture tétaniforme nous fournit un autre argument. Il faut y distinguer la durée de l'accès et la durée totale de la tétanie. Voici ce que M. Raymond dit de la durée de l'accès : « La durée d'un accès est très variable ; elle oscille entre quelques minutes et plusieurs heures, voire quelques jours. Il est rare cependant qu'elle soit inférieure à cinq minutes et qu'elle excède deux ou trois heures.

La durée totale de la tétanie, c'est-à-dire l'espace de temps qui entraîne l'ensemble des crises, est soumise également à de grandes fluctuations. Elle varie entre un petit nombre de jours et plusieurs années. »

La durée totale de la tétanie est donc loin d'être indéfinie. Lors même que les accès sont subintrants la persistance indéfinie n'existe pas. Il en est de même des contractures hémiplégiques ou généralisées de l'hystérie. De même que dans la tétanie il arrive que la contracture hystérique rétrocède et reste définitivement à l'état latent. Cette latence représente l'intervalle qui espace les accès de tétanie.

La disparition complète du spasme tout en n'étant pas

l'apanage exclusif de la contracture hystérique, en est cependant un des caractères essentiels. Ce caractère nous le retrouvons du tout au tout dans la contracture de la tétanie.

On pourrait donc, en résumé, considérer l'accident principal de la tétanie, la contracture, comme une manifestation hystérique constituant dans la généralité des cas ce que le Prof. Charcot désigne sous le nom d'hystérie locale. Dans ces cas les sujets ne présentent pas les autres manifestations de la diathèse, et en particulier la propension au sommeil hypnotique, qu'à un très faible degré.

B. *Troubles de la sensibilité.* — Dans quelques-unes de nos observations l'accès de contracture a toujours été précédé de certains phénomènes prodromiques tels que fourmillements, engourdissements, sensations douloureuses, etc.

Le sujet de notre première observation éprouvait avant chaque contracture une grande faiblesse dans les membres inférieurs. Pour ne pas tomber il se voyait forcé de s'appuyer sur un objet quelconque. C'était là une véritable aura rappelant l'aura hystérique qui précède chaque attaque. Mêmes prodromes dans l'observation de Leriche (obs. IV). Il s'agit là des douleurs et des faiblesses dans les jambes et les mollets.

L'observation V est encore plus concluante. Le malade s'aperçoit à temps que les crampes vont venir, il comprime alors dans ses deux mains les masses musculaires de la cuisse droite et empêche ainsi l'accès d'éclater.

Ces prodromes, nous les retrouvons dans presque toutes nos observations. Dans quelques-unes, pour mieux accentuer l'analogie avec la contracture hystérique, le début est absolument brusque. Or ces deux formes de présence ou d'absence de troubles prémonitoires nous les retrouvons dans des attaques hystériques.

Une fois l'accès développé des troubles de la sensibilité ne tardent pas à s'installer. Trousseau, ce grand observateur, n'a pas été sans les avoir remarqués.

« La sensibilité tactile, dit-il, est plus ou moins émoussée, les malades perdent la faculté d'évaluer le volume et la dureté des objets qu'ils prennent dans leurs mains, et qui leur paraissent enveloppés dans une étoffe épaisse ; s'ils posent leurs pieds à terre, il leur semble, suivant une comparaison qui leur est habituelle, qu'ils marchent sur un tapis, or ces troubles de la sensibilité cutanée, dont l'intégrité est si nécessaire à la régularité des fonctions musculaires, contribuent pour leur part à entraver les mouvements. »

Manouvriez, dans ses recherches sur les troubles de sensibilité dans la contracture idiopathique des extrémités (1877), divise comme il suit ces troubles de la sensibilité.

On observe constamment :

1° *Paralysie sensitive* plus ou moins complète de la peau et des muqueuses avec les symptômes suivants : fourmillements et engourdissements des extrémités, hyperesthésie de la peau plus accentuée dans une moitié latérale du corps, surtout aux membres inférieurs, et principalement aux doigts de la moitié interne de la main.

2° *Anesthésie* des muqueuses linguale et staphylo-palatine, de la cornée et de la conjonctive oculaire.

3° *Analgésie ou hypalgésie* à la piqûre et à la brûlure de la peau, surtout à l'extrémité des membres inférieurs du côté gauche et au bord interne de la main.

4° *Analgésie* de la cornée, de la conjonctive oculaire et des muqueuses linguale et staphylo-palatine.

5° *Athermesthésie et hypermesthésie*, c'est-à-dire perte ou diminution de la sensibilité à la température, surtout des membres supérieurs et principalement du médius; rarement on l'observe à la face et, lorsquelle existe, c'est surtout à gauche.

6° *Apallesthésie* ou perte de sensibilité au chatouillement, trouble général dans les cas graves et unilatéral dans les cas de moyenne intensité.

Enfin il a noté en outre de l'affaiblissement du sens musculaire, et quelquefois de l'amblyopie, mouches volantes, etc.

En lisant cette description ne croirait-on pas avoir devant les yeux l'énumération des troubles de la sensibilité dans l'hystérie ?

Les anesthésies et analgésies affectent nettement la disposition en zones. Plus tard la forme hémiplégique s'y retrouve amplement; chez nos malades les troubles de la sensibilité sont nombreux et portent nettement le cachet hystérique. Dans notre première observation il y a deux troubles de la sensibilité qui doivent attirer toute notre attention. Le malade est atteint d'une anesthésie pharyngienne absolue et a une sensibilité testiculaire spéciale. Leriche dans l'observation que nous avons reproduite plus haut (obs. IV) note, lui aussi, en dehors de la constriction pharyngienne (boule hystérique), une anesthésie complète localisée au niveau des membres contracturés.

Schultze dans l'observation VI, dit en parlant de l'état de la sensibilité chez son malade, que la moitié du tronc était anesthésiée et que les téguments des bras se trouvaient dans un état de complète analgésie. A mesure que les attaques diminuent de fréquence les troubles de sensibilité diminuent d'intensité, et avec la disparition de l'attaque coïncide un amendement de ces troubles de la sensibilité, mais non pas leur disparition complète.

L'observation de Bloch (obs. VII) donne des détails encore plus circonstanciés. C'est ainsi qu'en dehors de l'influence de l'aimant, sur laquelle nous reviendrons ultérieurement, le malade présente des troubles de la sensibilité qui, à eux seuls suffiraient au diagnostic. La sensibilité est très diminuée dans tout le membre, surtout à partir du coude. La sensibilité à la chaleur est également affaiblie dans les mêmes limites.

Le malade présente en outre des points hystérogènes. Points pseudo-ovariens, à droite surtout. La compression de ces points est particulièrement pénible. Elle détermine une sensation d'étouffement. A droite il y a encore, peu accusé il est vrai, un point testiculaire. En outre le malade est très exalté, et est atteint d'une sorte d'amnésie. A la consultation il ne se rappelait pas son adresse et dut avoir recours à sa femme pour la donner.

Letulle qui a eu le mérite de continuer l'œuvre de Charcot et de faire pour le mercure ce que le célèbre professeur de la Salpêtrière a fait pour le plomb, Letulle, dis-je, n'hésite pas à placer les accidents tétaniformes qu'il a observés chez son malade (obs. VIII), parmi les phénomènes hystériques que les intoxications incitent sur un terrain prédisposé. Chez son malade, un saturnin, en dehors de la contracture tétanique, il existait encore une anesthésie totale localisée aux téguments des avant-bras et des mains.

Dans l'observation de Raymond (obs. X) les manifestations hystériques s'accumulent. La malade qui fait le sujet de cette intéressante observation, est en proie, à deux reprises différentes, à de véritables accès d'hystérie convulsive : boule nerveuse, cris, pleurs, mouvements du corps en arc de cercle. A droite il y a un léger degré d'anesthésie. Le réflexe pharyngien est aboli, et en comprimant même légèrement la fosse iliaque droite on détermine une douleur assez vive.

Manouvriez, dans la thèse déjà citée, s'étend longuement sur les sensations anormales localisées dans les viscères : constriction pharyngienne, spasme de la glotte, suffocation épigastrique, etc. Il trouve ces manifestations fréquentes, précédant ou accompagnant les accès. Leur véritable nature lui reste cependant inconnue.

Enfin le signe de Berger (de Breslau) n'est, lui aussi, qu'un phénomène hystérique. En pressant sur les apophyses épineuses, dit Berger, des gens atteints de tétanie on détermine une douleur quelquefois insupportable.

Or cette douleur provoquée au niveau des apophyses épineuses et des gouttières vertébrales constitue un des bons signes révélateurs d'une hystérie latente.

En résumé, l'étude des troubles de la sensibilité n'est pas moins concluante que celle de la contracture.

Elle démontre clairement que dans la majorité des cas la tétanie n'est qu'une forme de la contracture hystérique.

C. *Hyperexcitabilité neuro-musculaire.* — Cette hyperexcitabilité existe dans la tétanie. Entrevue par Kussmaul et Benedict, elle a été minutieusement étudiée par Erb. Cet auteur a nettement démontré que l'excitabilité des nerfs et des muscles est notablement accrue. Cet excès de réaction au niveau des membres surtout, se montre aussi bien à l'exploration faradique qu'à l'examen galvanique. Schultze, dans l'observation que nous rapportons (obs. IX), décrit avec force détails cette hyperexcitabilité. Venait-on à percuter assez énergiquement les points électro-moteurs de la peau du tronc, on obtenait des secousses en éclair localisées dans les muscles de l'extrémité supérieure.

L'excitation de la peau au niveau de l'espace intermédiaire à deux points électro-moteurs ne donnait aucun résultat. Pour Schultze cette exagération dans l'excitabilité des nerfs n'est en grande partie que l'accentuation énergique d'un phénomène normal. Un fait est à remarquer, c'est qu'en général l'excitabilité électrique marche de pair avec l'excitabilité mécanique. Il y aurait là des phénomènes qui rappellent l'hyperexcitabilité neuro-musculaire chez les hystériques artificiellement endormis.

Certes l'hyperexcitabilité neuro-musculaire à l'état de veille est encore à démontrer chez les hystériques. Cependant quelques faits existent. La contracture qui suit presque instantanément l'application de la bande d'Esmarck ne serait-elle pas une des nombreuses manifestations de cette hyperexcitabilité ? Les signes de Trousseau, de Weiss, ne constituent-ils pas autant de phénomènes hystériques dus à l'hyperexcitabilité neuro-musculaire chez les hystériques à l'état de veille ?

L'hyperexcitabilité des points électro-moteurs n'est peut-être que le fait de quelques nouveaux points hystérogènes, peu décrits et encore moins connus.

D'ailleurs il serait inutile de nous étendre sur cette partie de la tétanie, vu l'insuffisance notoire de documents concernant les réactions électriques de la sensibilité et du mouvement dans l'hystérie.

Anatomie pathologique.

De même que l'hystérie, la tétanie est une affection sine materia, une névrose. Les autopsies pratiquées dans le but de donner à la tétanie une existence anatomo-pathologique ont complètement échoué. Là où l'examen à l'œil nu démontrait des lésions, il ne s'agissait le plus souvent que des cas rappelant de près ou de loin la tétanie, mais qui n'était pas la tétanie essentielle, celle que Dance et qu'après lui Trousseau avait si bien décrite. Le plus souvent il s'agit de contracture symptomatique. C'est ainsi que Tonnelé a constaté à l'autopsie d'une de ses malades une coloration grise de la substance grise des centres nerveux et une légère infiltration sus-arachnoïdienne.

Avant de conclure, dit M. Raymond, comme l'a fait M. Grasset, qu'il s'agissait là de lésions consécutives à la tétanie, il faudrait qu'un examen histologique en règle eût démontré l'absence de toute altération vasculaire, congestive ou hémorrhagique, dans une portion des centres nerveux dont l'irritation engendre des spasmes musculaires.

Sur les quatre observations que de la Berge a publiées sous le nom de rétraction musculaire et qu'on a voulu rattacher à la tétanie, il y en a deux avec autopsie. Les méninges étaient le siège d'une infiltration séreuse et sanguine. De la Berge, à l'instar de Tonnelé, a conclu qu'il s'agissait là d'une simple coïncidence.

Les faits de Teissier n'ont pas une plus grande valeur. Il a certainement confondu différents états morbides avec la tétanie.

Imbert-Gourbeyre ayant eu l'occasion de pratiquer l'autopsie d'un cas de tétanie chez un sujet mort de la rougeole, donne tant de lésions que vraiment on ne sait trop à quoi s'arrêter.

Raymond trouve cette description fastidieuse et sans grande valeur.

Quant aux lésions décrites par Saunier à l'occasion de l'épidémie de Belgique (40 autopsies) et consistant dans un ramollissement plus ou moins accentué de la moelle, voilà comment Rabaud les juge.

« On voit, dit Rabaud, qu'il y a loin de cette maladie (décrite par Saunier) à une épidémie de contracture essentielle, et lés lésions indiquent assez clairement qu'il s'agissait de typhus et de méningites spinales épidémiques dont la contracture n'était qu'un symptôme. »

Trousseau à son tour, trouve un ramollissement de la moelle.

Bouchut décrit une hyperhémie des couches superficielles de l'isthme de l'encéphale.

Schultze trouve un petit foyer de sclérose, visible à l'œil nu, intéressant le cordon latéral gauche du segment cervical de la moelle. Weiss et Langhans décrivent des lésions des cornes antérieures de la moelle. Ces altérations constitueraient des traces évidentes, dit Weiss, d'un travail irritatif des cellules ganglionnaires des cornes antérieures, travail qui pouvait être l'expression soit d'une vascularisation anormale de la substance grise, soit d'une névrite ascendante propagée jusqu'à celle-ci.

Enfin Falkson constate, dans une autopsie qu'il a eu l'occasion de pratiquer, l'absence de toute lésion palpable des centres nerveux.

La conclusion qui se dégage, dit M. Raymond, dans son article Tétanie du Dictionnaire encyclopédique, de l'ensemble des faits que nous venons de passer en revue, c'est que l'anatomie pathologique de la tétanie est à créer de toute pièce.

Pour être négatif le chapitre de l'anatomie pathologique de la tétanie n'en a pas moins une grande valeur. L'absence de toute lésion ou la présence de trop de lésions prouve que nous sommes en présence d'une névrose, qui ne saurait être après l'étude que nous venons d'en faire que l'hystérie.

CHAPITRE IV

ÉTIOLOGIE ET NATURE DE LA TÉTANIE

La tétanie n'est pas une entité morbide ; c'est un syndrome clinique (Raymond). — Division de la tétanie d'après ses causes. — Classification : a) tétanie toxique ; b) tétanie symptomatique d'une lésion nerveuse ; c) tétanie hystérique ; d) tétanie complication de l'extirpation totale du goître.
Causes occasionnelles de la tétanie. — Imitation. — Traumatisme. — Émotion vive.

Apparentes ou réelles les causes de la tétanie sont les plus diverses ; et c'est précisément sur cette diversité que M. Raymond fonde l'opinion qu'il a tant de fois énoncée, à savoir que la tétanie n'est pas une entité morbide, mais bien un syndrome clinique propre à différents états pathologiques. Le fait saillant de ce syndrome est la contracture. Or la contracture tétanique, lorsqu'elle se présente avec ses caractères propres, peut être produite par une série de causes que nous pouvons ranger en trois catégories.

1° La contracture tétanique est provoquée par une intoxication quelle qu'elle soit.

2° La contracture tétanique est symptomatique d'une lésion des cornes antérieures de la moelle (faisceau pyramidal).

3° La contracture tétanique est la traduction clinique de l'hystérie.

a. Contracture symptomatique d'une intoxication. — En première ligne il faut citer la diarrhée chronique ; la plupart des auteurs sont d'accord à lui attribuer un grand rôle dans la production de la tétanie chez les enfants surtout (Lasègue). M. Tholozan a observé, en Perse, des cas de tétanie survenus à la suite de la dysenterie.

Dans un même ordre d'idée la dilatation de l'estomac joue un rôle non moins important.

Dans ces cas la contracture est presque toujours accompagnée d'un état général très grave. Il y a de la fièvre, du délire. Les extrémités se refroidissent et dans la grande majorité des cas les malades ne tardent pas à succomber. Or, l'explication de ces faits est devenue, grâce au Prof. Bouchard, une des plus aisées. Le savant professeur de pathologie générale a démontré, que chez les individus atteints de diarrhée chronique, les digestions se font mal, des fermentations putrides se produisent dans l'estomac. Celles-ci engendrent des poisons, leucomaïnes, dont l'absorption provoque des accidents nerveux, entre autres ceux qui nous occupent. La lecture des observations rapportées sur ce sujet ne saurait laisser subsister le moindre doute. C'est ainsi que l'observation publiée par Kussmaul est plus que démonstrative.

Il s'agit d'une énorme dilatation de l'estomac causée par un ulcère du pylore. Après des vomissements très copieux, Kussmaul vit survenir des crampes toniques des extrémités. Ces crampes étaient violentes et douloureuses. Elles étaient accompagnées et précédées d'une dyspnée violente et d'un malaise général.

Pour remédier à cet état, Kussmaul prescrivit un purgatif drastique sous forme de pilules. Ce traitement eut pour effet une abondante évacuation de matières fécales, bientôt suivies d'une amélioration, transitoire il est vrai.

Pendant deux mois et tant que le malade se tint au régime prescrit tout alla pour le mieux. Mais bientôt de graves accidents survinrent. Le malade dérogea aux règles rigoureuses imposées par Kussmaul. Il se mit à boire de la mauvaise bière et à manger des aliment sans choix ni retenue. Une nouvelle crise suivie de mort fut la fatale conséquence de cette incartade de régime.

Cette sorte d'intoxication est presque toujours de cause interne. C'est parce que son estomac est malade qu'un individu s'intoxique. Il y a au contraire des cas où l'intoxication n'est plus imputable au tube digestif mais bien à une mauvaise qualité des aliments ingérés, conserves, viande gâtée ou autres. L'intoxication par les saucisses, si fréquente dans le Wurtemberg, en est une preuve décisive. L'épidémie des prisons de Belgique observée par Hans en 1846, où en dehors de la tétanie les malades étaient atteints d'ascite, œdème, gangrène, n'est peut-être due qu'à cette dernière sorte d'intoxication. Il y avait en outre, en même temps, une épidémie de typhus abdominal.

En résumé, les accidents tétaniques de cette première catégorie de faits doivent être rangés dans le cortège symptomatique de l'empoisonnement soit par les leucomaïnes, soit par les ptomaïnes ; ce sont en un mot les déterminations nerveuses de ces dernières substances.

B. *Contracture symptomatique d'une lésion médullaire.* — Toutes les fois que les cellules des cornes antérieures sont irritées l'apparition de cette sorte de contracture est imminente. Nous n'avons qu'à citer le tabes spasmodique, la sclérose latérale amyotrophique, la sclérose des faisceaux pyramidaux, pour ne pas être obligés d'insister. Dans ces cas l'autopsie vient démontrer le siège de la lésion. Cependant et quant à la tétanie l'accord est loin de régner, chaque auteur voulant démontrer un siège spécial suivant le cas qu'il a observé. C'est ainsi que Kussmaul trouve une myélite, 1878, et que Bouchut après trois autopsies conclut à une méningite de la protubérance de la moelle. Schultze dans une autopsie faite en 1878 découvre une sclérose du cordon latéral gauche. Enfin Langhans et Weiss montrent chacun de son côté qu'il s'agit là d'une altération vasculaire de la substance grise des cornes antérieures de la moelle ; mais dans tous ces faits il y a loin de la tétanie sans lésion organique aucune. Dans les deux cas la contracture est le fait dominant, mais les autres symptômes, la marche de l'affection, le pronostic, la terminaison, ne sont pas du tout les mêmes. Dans la contracture à la suite de lésions ou intoxication, la théorie est d'accord avec les faits. Nous savons que la contracture apparaît toutes les fois que les cellules des cornes antérieures sont irritées, soit directement par toxicité, soit indirectement par affection des nerfs périphériques ou des faisceaux pyramidaux.

C. *Contracture des extrémités ; manifestation hystérique.* — Si nous éliminons les contractures symptômatiques d'une lésion organique, ou consécutive à une intoxication, il nous reste la grande majorité de faits où ces contractures reviennent par accès avec un état général excellent. Leur pronostic est absolument bénin, la guérison rapide et absolue étant presque la règle. Les autopsies pratiquées à l'occasion d'une mort déterminée par une maladie intercurrente dénotent en outre une parfaite intégrité des organes spéciaux.

C'est cette sorte de contracture que nous croyons pouvoir rattacher à l'hystérie.

Dans l'une comme dans l'autre, les causes incriminées se multiplient à l'infini. C'est tantôt le froid, l'émotion, l'anémie, le traumatisme, tantôt la puerpéralité, la menstruation, l'infection (fièvre typhoïde par exemple). Cela prouve qu'il suffit du moindre choc, de la moindre perturbation de la santé pour faire éclore la contracture chez un individu en puissance hystérique. Ce sont là des causes occasionnelles jouant le rôle d'agents provocateurs.

Dans les observations que nous rapportons c'est à l'occasion d'une cause banale que la contracture apparaît. C'est le froid ou l'émotion dans un cas. C'est la fatigue inhérente au service militaire dans un autre. Dans le cas d'Oppler et dans un autre de Schultze l'hérédité est nettement démontrée. Le malade d'Oppler a encore cinq frères atteints de la même affection. Le malade qui fait le sujet de notre première observation a été pris de contracture sans cause connue. Un de ses accès a guéri en trois jours. La jeune fille, dont parle Leiche dans l'observation que nous reproduisons plus loin, est prise de contracture tétanique à la suite d'une vive contrariété de peu d'importance cependant, une réprimande de son maître de chant. D'ailleurs cette contracture a été instantanément guérie par l'application de glace. Chez une de ses malades atteinte de tétanie, Trousseau détermine une véritable attaque d'hystérie. On n'avait qu'à comprimer le plexus testiculaire du malade qui fait le sujet de la leçon de M. Raymond (*Gaz. hopit.*, 1881) pour voir les secousses convulsives cesser. Notre intention n'est pas d'exposer ici tous les stigmates hystériques que nous avons retrouvés dans la tétanie. Leur place est au chapitre Symptômes. Cependant, qu'il nous soit permis de dire ici que presque toujours nous les avons trouvés en cherchant bien. C'est ainsi que dans notre première observation il est mention d'une véritable anesthésie pharyngienne.

Les maladies infectieuses forment un riche chapitre dans l'étiologie de la tétanie. C'est surtout sur la fièvre typhoïde que toutes les accusations portent. En 1855, Aran fit une communication à la Société médicale des hôpitaux sur une véritable épidémie de tétanie nerveuse à la fin ou pendant la convalescence de la fièvre typhoïde. Ni la marche, ni le pronostic de la maladie n'ont été aggravés.

« La cause de cette espèce d'épidémie, dit Aran, nous

paraît difficile à apprécier. Y aurait-il dans notre service, dans la disposition de nos salles, quelque circonstance de nature à favoriser le développement de cette singulière affection? »

Malheureusement les antécédents des malades d'Aran nous sont absolument inconnus; et d'ailleurs pour faire le diagnostic d'hystérie, il fallait, du temps d'Aran, l'attaque bien caractérisée.

Déjà le fait de voir une épidémie de contracture est un argument qui plaide en notre faveur. Même dans les observations isolées, l'hystérie ne doit pas être éliminée sans procès.

L'éveil de l'hystérie sous l'influence des maladies infectieuses ne saurait plus être contesté. Fournier pour la syphilis, Gueneau de Mussy pour la fièvre typhoïde, Huchard pour le rhumatisme, ont fourni des preuves solides. La thèse de Furet (1881), sur l'hystérie et états morbides est une belle démonstration de l'éclosion de l'hystérie sous l'incitation des maladies infectieuses les plus diverses.

Notre intention n'est cependant pas de toujours attribuer à l'hystérie les contractures qui peuvent survenir pendant la convalescence de la fièvre typhoïde ou autres maladies infectieuses. Outre l'intoxication qui appartient en propre à la maladie elle-même, il s'ajoute fréquemment l'intoxication urémique, le rein étant souvent touché dans les maladies infectieuses; pourtant il n'en est pas moins vrai que ces maladies infectieuses favorisent étrangement le développement de l'hystérie. C'est ainsi que Letulle a vu (thèse de Furet) des accidents hystériques survenir chez un malade atteint d'une périarthrite de l'épaule. Ces accidents apparaissaient et disparaissaient suivant que la périarthrite s'améliorait ou s'aggravait, leur guérison définitive fut d'ailleurs extrêmement rapide. Gueneau de Mussy a consacré une de ses plus belles leçons à l'éclosion de l'hystérie sous l'influence de la fièvre typhoïde. Celle-ci peut prendre toutes les apparences de la forme ataxique, délire, raideur du cou, contracture, carphologie, et cependant le thermomètre et les autres symptômes cardinaux indiquent une fièvre typhoïde moyenne pour ne pas dire bénigne. Si l'on se contente d'un examen peu approfondi du malade ou mieux de la malade, car ce sont généralement des femmes qui présentent ces formes complexes, on fait un pronostic sombre et l'on pense presque toujours à une terminaison fatale à brève échéance. Cependant il n'en est rien. Le pronostic est généralement bénin pour peu qu'on connaisse les antécédents personnels ou héréditaires de l'individu malade. Il faut toujours chercher dans ces cas la tare hystérique. Ce n'est qu'en tenant compte de celle-ci qu'on pourra arriver à un diagnostic et un pronostic ayant quelque justesse. Sous l'incitation de la fièvre typhoïde l'hystérie commence à évoluer à sa manière ; c'est-à-dire qu'elle entre en jeu bruyamment, imprime une gravité apparente à la maladie, et disparaît tout aussitôt. Elle peut éclater à toutes les périodes de la fièvre typhoïde, mais c'est surtout à la fin ou pendant sa convalescence qu'elle aime se faire voir. Or c'est à ces périodes que la tétanie vient compliquer la fièvre typhoïde. Cette prédilection pour telle ou telle période que la tétanie partage avec l'hystérie ne serait-elle pas un argument de plus pour la démonstration de leur identité?

« On sait bien aujourd'hui, écrit M. Raymond, que l'hystérie (d'ailleurs toujours elle-même) peut se développer sous l'influence d'intoxication chronique, le plomb, l'alcool, l'arsenic, etc., pourquoi ne pourrait-elle point, dans certains cas être incitée par une maladie infectieuse, grippe, fièvre typhoïde, etc.; qu'elle le soit à l'état complet (forme convulsive) ou à l'état d'ébauche, contracture, etc. ?

Ces prévisions si nettement énoncées, paraissent vouloir se réaliser. C'est de cette manière qu'on pourra élucider la pathogénie d'un grand nombre de complications nerveuses qui viennent assombrir le tableau, si sombre déjà des maladies infectieuses. La chose est faite, pour la fièvre typhoïde, la variole, la pneumonie, la fièvre intermittente. Certes ce chapitre de pathologie générale est destiné à jouer un grand rôle.

De même que l'hystérie peut apparaître sous une forme épidémique, de même la tétanie peut sévir par contagion. Dans l'un ou l'autre cas, il ne s'agit pas à proprement parler d'une influence épidémique. C'est plutôt par imitation ou contagion nerveuse, que ces deux affections se propagent. On n'a qu'à rapprocher l'épidémie de tétanie observée par Jules Simon de celle de l'église Saint-Roy décrite par Bailly. Un jour de première communion une jeune fille fut prise tout à coup de convulsions hystériques pendant la messe; dans l'espace d'une demi-heure 50 à 60 femmes eurent des convulsions semblables. Jules Simon rapporte 18 observations de tétanie prises dans une école de jeunes filles de Gentilly. Au mois d'octobre 1876, quatre cas isolés de tétanie éclatèrent à cette école. La première fut une petite fille de dix ans, atteinte d'une contracture typique des deux mains. Quelques jours après, une autre fillette âgée de dix ans eut un accès semblable, cette enfant avait déjà présenté au mois de juillet de la même année, les mêmes symptômes de tétanie. Dans le courant du mois d'octobre la tétanie gagne successivement deux autres enfants, bien portants d'ailleurs et absolument apyrétiques.

A partir du 6 novembre, la scène change. On voit naître *onze cas le même jour* et dans les dix jours qui suivent la proportion s'élèvent à 28 cas. L'institutrice elle même fut atteinte *de contracture d'un seul doigt pendant quelques instants.*

On ferma la classe le 14 novembre, et depuis l'épidémie s'est éteinte. Six semaines environ après son début l'épidémie était à peu près terminée.

L'école des garçons située sur le même terre-plein que celle des filles ne présente aucune différence d'orientation ou de construction. Les mêmes règles hygiéniques régissent les deux écoles. Tous prennent les repas chez leurs parents.

Pourquoi les petites filles furent-elles seules frappées?

M. Jules Simon admet que les quatre premiers cas se sont développés sous l'influence du froid ; alors comment expliquer l'épidémie du 6 novembre ?

« Le froid, dit M. Jules Simon, la saison humide devraient exercer leur action sur trois autres réunions d'enfants existant dans le même village. Remarquez en outre que 11 petites filles contractent la tétanie le même jour presque à la même heure pendant la classe.

« L'état moral du village était déplorable, on y croyait aux maléfices, l'instituteur précédemment renvoyé avait mis en œuvre des moyens diaboliques.

« Eh bien, termine M. Simon, quelles seraient vos objections, si comparant ces conversations extravagantes, cette peur insensée, aux épidémies du XVIIe siècle, nous les considérions comme une nouvelle cause de l'épidémie actuelle de Gentilly ? La susceptibilité nerveuse des petites filles les rend plus accessibles aux émotions, aux impressions morales, à l'imitation nerveuse. »

Se trouvait-on plutôt en présence d'une contracture simulée? L'enquête de M. Hillairet tendrait à le prouver. D'après cet auteur les quatre premières fillettes seulement auraient été atteintes de véritable tétanie. Toutes les autres l'ont simulée. Elles lui auraient avoué avoir voulu s'amuser : mais une de celles-ci a été observée par sa mère pendant son sommeil. La fillette gardait les poings fermés comme dans son état de veille.

M. Charcot fait observer avec juste raison, que l'enfant aurait bien pu mentir quand elle a avoué la simulation et non pas quand elle s'est prétendue atteinte de contracture.

Il n'y a pas de raison qui militerait en faveur de la simulation. Dans certains cas la contracture a duré quelques heures. Il est très difficile presque impossible de maintenir pendant quelque temps une contracture volontaire.

Ce qu'il y a d'intéressant dans cette imputation de simuler, c'est qu'elle se reproduit régulièrement toutes les fois qu'il s'agit des malades atteints non pas de tétanie, mais d'hystérie. Dans le cas présent il n'y avait pas seulement identité d'imputation mais aussi identité d'affection. M. Magnan a eu l'occasion d'observer deux des petites filles de Gentilly. L'une de celles-ci, âgée de 8 ans, aurait présenté le 6 novembre 1876 une attaque avec perte de connaissance, raideur du cou, convulsion des yeux, contracture des bras et des jambes. Les accidents ont duré une heure.

Le 8 novembre, c'est-à-dire deux jours après, deuxième attaque convulsive *après laquelle la contracture disparaît complètement.*

Dans ce cas la nature hystérique de la contracture saute aux yeux. C'est là un cas banal, classique pour ainsi dire.

La seconde petite malade présente assez nettement les symptômes avérés d'une hystérie en pleine évolution.

Pour nous résumer, nous dirons qu'on se trouve dans ces cas en présence d'une incontestable épidémie de contractures. Ces contractures persistent même la nuit chez une malade, et chez une autre elles s'accompagnent et se résolvent en crises convulsives de nature nettement hystérique. Quand même ces derniers n'auraient pas existé, l'étiologie de cette épidémie singulière ne pourrait trouver une autre explication que celle que l'hystérie et l'imitation nerveuse seule, sauraient donner.

Contracture tétanique consécutive à l'extirpation du

goitre. — C'est surtout à Weiss qu'on doit la première étude d'ensemble sur la question qui nous occupe. Dans un mémoire communiqué à la Société de médecine de Vienne, Weiss mentionne 13 exemples de tétanie consécutive à l'extirpation du goitre. Cet accident survenait surtout chez des femmes jeunes encore, qui avaient subi l'extirpation totale de la glande thyroïde, et dans les premiers jours qui ont suivi l'opération. Weiss range encore cette tétanie dans la classe des contractures symptomatiques d'une lésion d'origine vasculaire des cornes antérieures de la moelle. La ligature des artères thyroïdiennes font qu'une plus grande quantité de sang arrive aux artères vertébrales. L'affluence sanguine considérable dans ces dernières artères détermine un état d'hyperhémie de la moelle et de la moelle allongée. A ces troubles circulatoires s'ajoutent encore, à la suite des nombreuses ligatures que nécessite cette opération sanglante, une irritabilité toute particulière des centres vasculaires du grand sympathique. Pour ingénieuse qu'elle soit cette théorie n'en est pas moins une vue de l'esprit. La consécration expérimentale lui manque totalement.

Schiff, qui s'est beaucoup occupé de cette question, pense que le point de départ des accidents qui surviennent à la suite de l'extirpation de la glande thyroïde, est très varié et très variable.

Il croit que les glandes thyroïdes sont en rapport avec la nutrition du système nerveux central.

Il se pourrait en effet, dit Schiff, que la thyroïde prépare une matière, qui, entrant dans le sang, devient un intermédiaire nécessaire à la nutrition de ces centres ; mais cette hypothèse n'en exclut par d'autres.

En somme on ne peut rien conclure. La physiologie de la glande thyroïde étant encore à faire.

« Pourquoi ne pas supposer que sur un terrain hystérique ou rendu tel l'extirpation du goitre ne puisse produire la contracture des extrémités ? (Raymond.)

Le fait qu'il s'agit dans ces cas de femmes généralement jeunes, que les accidents tétaniques se produisent le jour même de l'extirpation ou dans les premiers jours qui suivent, qu'ils disparaissent rapidement sous l'influence d'un traitement quelconque, serait plutôt en faveur d'une manifestation de l'hystérie ou de la diathèse de contracture, comme l'a si heureusement dénommée le Prof. Charcot.

Causes occasionnelles de la tétanie. — Nous avons omis à dessein de parler de toutes les conditions prédisposantes de la tétanie. Que n'a-t-on pas incriminé ? l'âge, le sexe, les maladies infectieuses, toutes ces indications banales, faites plutôt pour compléter que pour éclairer le chapitre Étiologie, ont été incriminées à tour de rôle.

De toutes ces causes il faut en retenir deux ; c'est tout d'abord l'âge, enfance et puberté, et les maladies infectieuses. Le sexe n'a rien à voir, les statistiques indiquent tantôt une prédominance féminine, tantôt une sélection mâle. Plus haut nous avons essayé d'éclaircir le rôle des maladies infectieuses, de la fièvre typhoïde spécialement, et nous croyons avoir démontré que c'est en éveillant l'hystérie que la fièvre typhoïde, par exemple, provoque des accès de tétanie.

En outre les deux observations que nous avons empruntées à Schultze et Oppler d'une part, et d'autre notre première observation personnelle recueillie dans le service de notre cher maître, le Prof. Dieulafoy, prouvent complètement que la tétanie est une affection héréditaire.

Dans l'observation d'Oppler, l'hérédité est si intensément accusée qu'elle suffirait à elle seule, au défaut d'autres preuves, à prouver la nature hystérique de la contracture tétaniforme dont le sujet d'Oppler se trouve atteint.

Pour M. Raymond, les prédispositions morbides, héréditaires ou acquises, et *en première ligne l'hystérie*, jouent un rôle considérable dans le développement de la tétanie.

Ce court aperçu démontre déjà assez bien que maintes fois la tétanie doit être considérée comme une névrose identique à l'hystérie. Les causes déterminantes sont encore plus explicites.

Tout d'abord on a incriminé le froid à l'exclusion du chaud; ensuite, réaction inévitable, on a incriminé le chaud à l'exclusion du froid. Cependant il y a des cas où le froid semble jouer un rôle important. Ce rôle est indéniable dans quelques observations de Dance. L'allaitement paie, lui aussi, son tribut à l'étiologie de la tétanie au point que Trousseau désigne cette affection sous le nom de contracture rhumatismale des nourrices. La tétanie peut aussi se développer sous l'influence de l'état puerpéral chez les femmes qui n'allaitent point.

A lire ces quelques causes prédisposantes on se croirait en présence d'un des chapitres de l'hystérie. Toutes les fois que des modifications physiologiques surviennent pour rendre l'individu apte à l'accomplissement d'une nouvelle fonction, ou au perfectionnement d'une ancienne, les propriétés morbides acquises ou innées se livrent au jeu libre. Cette loi de pathologie générale s'applique surtout à l'hystérie. L'enfant en transformation continuelle pour ainsi dire subit plus souvent qu'on ne le croit les atteintes de la grande névrose. L'âge de la puberté est un véritable âge critique quant à l'hystérie, et l'hystérie éclose, installée peut durer tant que dure la fonction reproductrice. Chez l'homme c'est en général ainsi que les choses se passent. Quant à l'allaitement et à la puerpéralité il y a longtemps qu'on connaît leur vertu hystérogène et c'est tellement vrai que la tétanie et l'hystérie ne font qu'une seule affection, que la grossesse qui agit si favorablement sur les jeunes femmes hystériques, arrête pour ainsi dire les accès de tétanie. A ce sujet Rabaud relate un cas remarquable en ce que les contractures cessèrent pendant les derniers temps de la grossesse, pour se reproduire aussitôt après la délivrance.

On sait que l'hystérie peut rester, chez l'homme surtout, à l'état latent. Elle peut même évoluer avec des accidents légers, qui passent inaperçus. Vienne alors un traumatisme quelconque troubler la quiétude de la névrose, les accidents hystériques apparaissent quelquefois avec une intensité effrayante; encore plus, le traumatisme dans un cas peut créer la contracture de toute pièce. On n'a qu'à lire les leçons du Prof. Charcot pour s'en convaincre. Or dans la tétanie le traumatisme joue le même rôle. Chwostek a publié une observation, où il est question d'un malade qui eut quatre séries d'attaques de tétanie. Une fois la contracture ouvrit en quelque sorte la marche à une attaque de rhumatisme polyarticulaire aigu. Les trois autres fois les accès se sont développés à *la suite d'un coup de pied de cheval, d'une morsure du cheval au dos, d'une vigoureuse correction administrée au malade par ses frères d'armes.*

Dans deux de nos observations la tétanie éclate à la suite d'un traumatisme.

Dans la première (obs. VII) il s'agit d'un malade de Charcot. En tirant violemment la corde d'une machine le malade ressentit une forte commotion au coude, puis survint une impossibilité de remuer le bras. A cette ébauche de contracture succéda deux jours après une contracture manifeste des doigts dans la position classique de la tétanie.

Dans une autre observation (obs. VI), Schultze parle d'un malade chez lequel les accès de tétanie surviennent à la suite d'un fort traumatisme, écrasement du gros orteil.

Nous croyons qu'il serait superflu d'insister. Les causes prédisposantes de même que les causes déterminantes plaident en faveur de la conception que nous avons défendue dans notre thèse. La tétanie est bel et bien de nature hystérique.

CONCLUSIONS

I. — La nature hystérique de la contracture essentielle des extrémités a été entrevue par Dance et par Trousseau. Mais c'est de nos jours que la question a été nettement posée.

Raymond et Letulle sont les deux seuls auteurs qui ont établi les rapports possibles entre la tétanie et l'hystérie.

II. — Au point de vue étiologique il faut distinguer :

a) La tétanie provoquée par une intoxication définie (seigle ergoté, arsenic, ptomaïnes, etc.).

b) La tétanie symptomatique d'une lésion du système nerveux central.

c) La tétanie qui complique dans certains cas, l'extirpation totale du goitre. Parmi les théories qui veulent expliquer cette sorte de tétanie, citons celle qui considère cette contracture comme une manifestation hystérique éclose sous l'influence du traumatisme chirurgical.

d) La tétanie essentielle manifestation hystérique.

III. — La clinique démontre que cette dernière n'est qu'une manifestation spontanée ou provoquée de cette diathèse des contractures propres aux hystériques dont la connaissance est due au Prof. Charcot.

IV. — Dans la tétanie essentielle la contracture et les

troubles de la sensibilité rappellent de très près les accidents analogues de l'hystérie.

V. — La tétanie essentielle n'est qu'une hystérie locale. De même que celle-ci la contracture des extrémités peut être provoquée par la compression des masses musculaires d'un membre, par la compression des gros troncs artériels et surtout par l'application de la bande d'Esmarch.

VI. — L'application de la bande d'Esmarch détermine une contracture instantanée. Cette contracture ne peut donc pas être due à l'ischémie.

VII. — Trois formes cliniques sont propres à la tétanie. Forme bénigne, forme moyenne et forme grave. La tétanie essentielle affecte très rarement ces deux dernières formes. Elle a une prédilection marquée pour la forme bénigne.

VIII. — L'aimant par transfert, les douches, les bains prolongés, la bande d'Esmarch, constituent l'arsenal thérapeutique de nos observations.

La guérison a presque toujours été très rapide.

Index bibliographique.

Aran. — *Note sur une épidémie de contracture essentielle.* Bull. de la Soc. méd. des hôpitaux, p. 407, 1855.

Bloch. — *Des contractures.* Thèse de Paris, 1888.

Berge (de la). — *Note sur certaines rétractions musculaires.* Journ. hebdom., t. IV, p. 161, 1843.

Bouchard. — *Leçons sur les auto-intoxications.* 1887.

Charcot. — *Leçons sur la contracture hystérique.* Progrès médical. 1887.

Corvisart. — *De la contracture des extrémités ou tétanie.* Th. de Paris, 1852.

Dance. — *Étude sur le tétanos intermittent.* Archives de médecine, t. XXVI, p. 90, 1831.

Chvostek. — *De la tétanie.* Wien. med. Press, n° 26, 1879.

Erb. — *Zur. Lehre von Tetanie.* Arch. f. Psych. u. nerv., t, IV, 1873.

Furet. — *Hystérie et états morbides.* Thèse de Paris, 1888.

Falkson. — Dans article *Tétanie* du Dict. encyclop.

Gueneau de Mussy. — Cliniques médicales professées à l'Hôtel-Dieu, vol. III.

Hérard. — *Contracture des membres par accès.* Gaz. des hôpitaux, t. VII, p. 249, 1845.

Huchard. — *Hystérie et états morbides.* Gaz. de med., 1881. Union med., 1882.

Kussmaul. — *Étude sur le mercurialisme.* Würzbourg, 1861.

Letulle. — *L'hystérie dans le saturnisme,* 7 août et 10 août 1887.

Letulle. — *De l'hystérie mercurielle.* Bull. de la Soc. méd. des hôpitaux, 12 août 1887.

Leriche. — *Contracture chez une hystérique.* Gazette des hôpitaux, 1869, p. 414.

Langhans. — *De la tétanie.* Arch. f. path. Anat. u. Phys. t. LXIV.

Manouvriez. — *Recherches sur les troubles de la sensibilité dans* *la contracture idiopathique des extrémités*. Bull. méd. du nord, 1876-1877.

Oppler. — *Casuistik der Tetanie*. Deutsch. Archiv. f. Klin. med., 1886-1887, p. 232.

Rabaud. — *Recherches sur l'historique et les causes prochaines des contractures des extrémités*. Thèse de Paris, 1857.

Raymond. — In *Dictionnaire encyclopédique* des sciences médicales, article *Tétanie*. — Tétanie hystérique, leçon publiée dans le Progrès médical, 1881. — Deuxième leçon publiée dans le Bulletin médical, 6 mai 1888.

Simon (Jules). — Article *Contracture* in dict. de méd. et chir. pratiques, t. IX, 1868.

Schultze. — Ueber *Tetanie*. Deutsch. med. Wochenschrift, 1882, p. 276.

Simon (Jules) et **Regnard**. — *De l'épidémie de tétanie à Gentilly*. Progrès méd., n°s 49 et 50, 1876.

Trousseau. — Cliniques méd. de l'Hôtel-Dieu, 3e éd., 1862.

Tonnelé. — *Mémoire sur une nouvelle maladie convulsive des enfants*. Gaz. méd. de Paris, t. III, n° 8, 1832.

Weiss. — *Beitraege* zur Tetanie. Wiener med. Wochenschrift, 1863, p. 683.

TABLE DES MATIÈRES

IMPRIMERIE LEMALE ET Cie, HAVRE

[illegible]IPRIMERIE LEMALE ET Cie, HAVRE

www.ingramcontent.com/pod-product-compliance
Ingram Content Group UK Ltd.
Pitfield, Milton Keynes, MK11 3LW, UK
UKHW021226230726
13926UKWH00003B/1257